病気にならない体をつくる免疫力

安保　徹

三笠書房

はじめに

あなたの「健康寿命が自然に延びる」本

体は「人の生き方」を映し出す鏡のようなもの——。

少々大げさかもしれませんが、それくらい私たちの体は多くを語ってくれます。

体は絶対に嘘をつきません。

仕事が忙しくて、食生活が不規則。平均睡眠時間は四、五時間……。

こんな生活を何カ月も続けていれば、どんなにタフな人だろうと、必ず体のどこかにしわ寄せがきます。それが積もり積もった結果が、「病気になる」ということなのです。

今、日本は世界有数の長寿大国になりました。長生きする人が増えたこと自体は、素晴らしいことのように思えます。

しかし、それに比例して、病気になる人の数も増加しています。この現実を直視したとき、長寿大国になったことを、手放しには喜べないと思うのです。

私たちが健康をそこない、病気になるのは、ほとんどの場合、「自分自身の生き方」に原因があります。働きすぎ、不規則な食生活、心の悩み……こうした要素が重なることで、私たちの健康は蝕《むしば》まれていくのです。

前著『疲れない体をつくる免疫力』が、多くの読者に支持されている背景には、「病気にならずに、健康で長生きしたい」と感じている人が多いからに違いありません。

そこで本作では、四〇歳から「病気にならずに健康で長生きするコツ」をお伝えしたいと思います。

四〇代は、残りの人生を「健康に生きる」か「不健康に生きる」かの境界線です。

なぜなら、私たちの体に備わっている免疫力は、四〇歳を境に急激に低下していくからです。二〇代、三〇代のときとは違い、四〇代からは「無理をしたツケがすぐ体に返ってくる」と思って間違いありません。だから、どんな人でも、四〇歳をすぎたら、病気にならない生活に切り替えることが重要だと思います。

幸い、生活習慣を変えれば、四〇歳からでも免疫力は高まります。それどころか、五〇歳だろうと六〇歳だろうと、**何歳からでも免疫力を高めることができる**のです。

本書では、その方法を具体的にご提案していきます。

たとえば、「四一度のお風呂で、体を温めてみる」「一日三〇分歩く」「息を大きく吸い、大きく吐く」「普段より三〇分早く寝る」……などなど、誰でも今日からすぐに実践できることばかりです。

たったこれだけのことで、免疫力は確実に高まります。そして、この小さな習慣の積み重ねが、「病気にならない体をつくる」一番の秘訣なのです。

人は本来、「一〇〇歳まで健康に生きる」ようにできています。

この本で、一人でも多くの人に、**「一〇〇歳までピンピン生きるコツ」**を掴《つか》んでいただければ、幸甚です。

安保　徹

『病気にならない体をつくる免疫力』●もくじ

はじめに　あなたの「健康寿命が自然に延びる」本　3

1章 免疫力を高める——これほど「簡単な健康法」はない！

四〇歳から始める「病気にならない体」　18

◉まず「体を温める」から始めよう　18
◉免疫力——「一〇〇歳までピンピン生きる」コツ　20
◉病気にならない「食べ方」「考え方」を知ろう　24
◉健康な人ほど「よく笑う」「未来のことを考える」　29

◉なぜ「低気圧が続くと寿命が伸びる」？ 33

免疫体質になれば「ガンは怖くない！」 36

◉早期ガンなら「一〇〇％治る！」 36
◉四〇歳を過ぎたら「免疫システム」をスイッチ 41

2章 実践！「病気にならない体」の習慣

「心の疲れ・ストレス」を撃退する習慣 44

◉シミ・シワ――「体の酸化」を防ぐ法 44
◉免疫力を高める「週一度のノー残業デー」 50
◉「自分の免疫力」を試してみよう 54

◉「薬との上手な付き合い方」を覚える　57
◉「いやなこと」がどんどん片付く習慣　60

「体の冷え」を撃退する習慣　64

◉「体温が一度上がるだけ」で免疫力も上がる！　64
◉「歩く習慣のある人」は病気にならない？　68
◉「三六・四度」が理想の体温だ！　71
◉「体がだるい」「やる気がない」ときの対処法　75
◉玄米食――「人生の悪循環を断ち切る」食事　77
◉安保流「万病を防ぐ生き方」　79

3章 「糖尿病、高血圧、アレルギー……」を撃退する法

治癒力――「病気を寄せつけない体」づくり　86

●その「体の痛み」は何のサイン？　86

「現代の病」を撃退する法　91

●「ストレスの三要因」を追放！【「糖尿病」撃退法】　91

●「自律神経のバランス」に着目！【「高血圧」撃退法】　94

●まず「甘いものを控える」＋「歩く」【「花粉症」撃退法】　97

●「日光の力」をフルに生かす！【「子どもアレルギー」撃退法】　102

●「寝る前の一〇分ストレッチ」が効く【「骨粗鬆症」撃退法】　104

●「生き方を点検する」いい機会【「耳鳴り、めまい」撃退法】　107

●最初に「自分はどちらのタイプ?」を確認【「不眠」撃退法】 109
●「三〇分早く寝る習慣」のすごい効果【「白内障」撃退法】 113
●「目のむくみ」を取る体操【「緑内障」撃退法】 115
●「血行をよくする」免疫力【「不整脈」撃退法】 117

「こり」を撃退する法 119

●「筋肉をちょっと刺激」で免疫力を高める【「腰痛、肩こり」撃退法】 119

「歯の病気」を撃退する法 124

●「よく噛む」だけでまるで違う!【「虫歯、歯槽膿漏」撃退法】 124

「もの忘れ・ぼけ」を撃退する法 126

●試しに「全身を震わせてみる」と……【「パーキンソン病」撃退法】 126
●一にも二にも「歩く習慣」【「認知症」撃退法】 129

「免疫疾患」を撃退する法 133
◉「薬をやめる」という特効薬【「慢性関節リウマチ」撃退法】 133

4章 「ガンにならない体をつくる」免疫力

何歳になっても「ガンにならない体」 142
◉「ガンを恐れない心」をつくろう 142
◉疲れは「その日のうちに取る」 144
◉「ガン細胞が消滅する生き方」がある! 148
「ガンが消えていく」生き方 151

◉「ガンと診断されたとき」の対処法　151
◉「ガンを撃退する」四つの習慣　153
習慣① 心を浄化する　154
習慣②「体の声」に耳を澄ませる　160
習慣③「自分の体を守る」法を知る　162
習慣④「体が喜ぶこと」をする　170

「ガンにならない体」をつくる生活術　171

◉「抗ガン力」が驚くほど高まる食事　171
・「腸の免疫力を高める」発酵食品　174
・一日一個「梅干しを食べる」　177
・「ゆっくり味わう」効果　178
◉湯温——「体温プラス四度」で免疫アップ　179
◉「疲れがすっと消える」呼吸法　181

◉体調がみるみるよくなる「爪もみ療法」 182
◉「笑えば笑うほど」免疫力が高まる！ 185
◉「朝、一杯のお茶」がガンを防ぐ 186
◉「ガン細胞は四二・五度で死滅する」という事実 187
◉「ガンを自分で撃退した人」入門 189
◉四〇歳から知っておくべき「ガン対処法」 191

5章 一〇〇歳まで「健康な体で生きる」免疫生活

「健康寿命を延ばす」免疫力の習慣 196
◉「花粉に過剰反応してしまう人」の特徴 196
◉「太陽のリズム」を意識していますか 200

◉「音楽で心を洗う」習慣 204
◉「体内の野生を感じてみる」 206
◉「おいしい空気を味わう」習慣 208
◉「日の出の時間に起床する」 210
◉「こだわらない」生き方が免疫力のコツ 213
◉体に必要なものは「体が教えてくれる」 215
今より一〇歳若返る「免疫健康法」 219
◉四〇代から始める「ストレスとの上手な付き合い方」 219
◉「脳の血流を増やす」法 221
◉脳が活性化する「顔クシャ体操」 223
◉全身の血流がよくなる「ユラユラ体操」 226
◉生きていることに「ありがとう」 230
◉「年を取るたびに健康になる」生き方 232

◉「死について考える」から体が若返る！　234

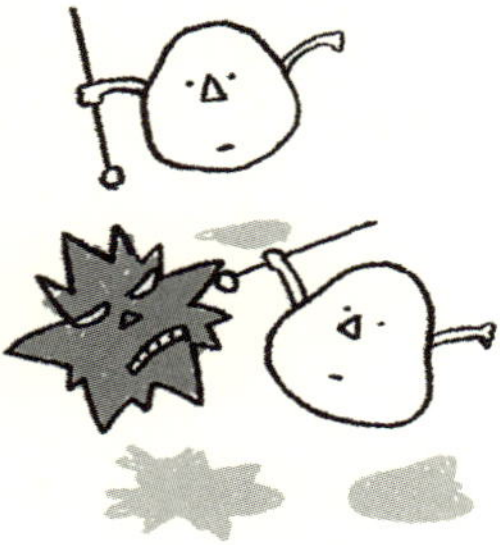

本文イラスト――高橋　優子
本文DTP――川又美智子

1章

免疫力を高める——これほど「簡単な健康法」はない！

四〇歳から始める「病気にならない体」

◉まず「体を温める」から始めよう

病気にならずに、健康で長生きしたい――。

誰もがそう願っているでしょう。

たとえ、病気になってしまったとしても、一日も早く治して、毎日楽しく過ごしたいと願っていることと思います。

体は絶対に間違いを犯しません。もし、今あなたが何らかの病気を抱えているとしたら、そこには必ず理由があります。

「毎日、遅くまで残業をし、睡眠不足の状態が続いていた」

「人間関係のトラブルを抱え、悶々《もんもん》と悩む日々が続いた」

こうした生活を続けていたら、必ず体のどこかにしわ寄せがきます。それが積もり積もった結果が病気なのです。

本書で繰り返しお伝えしますが、病気のもとをたどれば、必ず「ストレス」や「低体温」といったものに行き着きます。ガンも高血圧も糖尿病も、すべての病気の原因は、ストレスと低体温にあると言っても過言ではありません。

逆を言えば、**「病気にならない体」をつくるためには、ストレスと低体温を防ぐ生き方をすればいい**のです。

今から六〇年ぐらい前の日本は、食料難で厳しい環境にありました。農業に従事する人が多く、機械化されていないために、重労働が当たり前。当然、病気になる人も多く、長生きを望めないような環境にありました。

しかし、今の日本はすっかり様変わりし、病気にならずに、長生きできる環境になったのです。

平均寿命が延びたのは、重労働をしなくてもよい環境になったことと、それにつれて栄養状態がよくなったことを反映した結果です。

ところが、おかしなことに、便利な世の中になった反面、病気になる人は減ってはいません。

それどころか、誤った現代医療によって病気の連鎖を招いたり、それが原因で亡くなったりする人の数が年々増加しています。

本書では、こうした現代医療の病気の連鎖を防ぎ、四〇歳から病気にならずに健康的に生きるための秘訣を考えてみたいと思います。

「病気にならずに、健康で長生きする」――。

これは決して不可能なことではありません。本書をお読みいただければ、納得していただけると思います。

◉免疫力――「一〇〇歳までピンピン生きる」コツ

人は、本来**誰もが一〇〇歳まで健康に生きられる**ようにできています。

しかし、残念ながら現実がそうなっていないのは、多くの人が病気を患《わずら》ったりして、本来の寿命をまっとうすることができないからです。

たとえ、一〇〇歳近くまで生きたとしても、病院と家の往復のような生活が続いたり、介護が必要な状態であったりすれば、素直に喜べない気がします。

やはり、**病気にならず、健康で楽しく長生きすることに価値がある**と思うのです。

今、日本は世界有数の長寿大国になりました。日本の男性の平均寿命は七九・五九歳、女性は八六・四四歳（二〇〇九年）という数字が示すとおり、女性の平均寿命は世界一位を保ち、男性もずっと上位に入っています。

確かに平均寿命は延びましたが、その一方で、病気を患う人、介護が必要な高齢者の数が増加しています。

興味深いのは、寿命が延びているにもかかわらず、**長生きを望まない人が増えている**という事実です。

高齢者医療や老化などの研究を行なっている国立長寿医療センターの調査（二〇〇四年八～九月、二〇～七〇代の男女二二二四人のうち二〇二五人回答）によると、「長生きしたいと思わない人」が四一％、「高齢者になることを不安に思う人」が八三％もいたそうです。

その理由として、約八割の人が、「寝たきりや認知症になること」、そして「病気になること」が怖いと答えたのです。ちなみに、「どんな病気になることが心配ですか」という質問には、**「ガン」「認知症」（約七割）が圧倒的に多かった**そうです。

長生きを悲観的に考える人が少なくないことが浮き彫りになったのです。

今の世の中、「長生き」や老化に対する「アンチエイジング（抗加齢）」は「いいもの」、あるいは「みんなが目指すべき目標」のような風潮があるように感じられます。それにもかかわらず、実際は多くの人が不安を抱いているのです。

長生きは悲観するものではなく、そうかといって目標にするべきものでもありません。

冒頭で述べたように、病気にならないような生活を送り、病気になったとしても誤った現代医療の治療を受けなければ、誰もが一〇〇歳ぐらいまでは生きられます。なぜならば私たちには、**免疫力という素晴らしいものがある**からです。

一般的に、年齢に応じて体力が落ちるのと同様に、免疫力も低下していきます。

「免疫力」が体を守ってくれる！

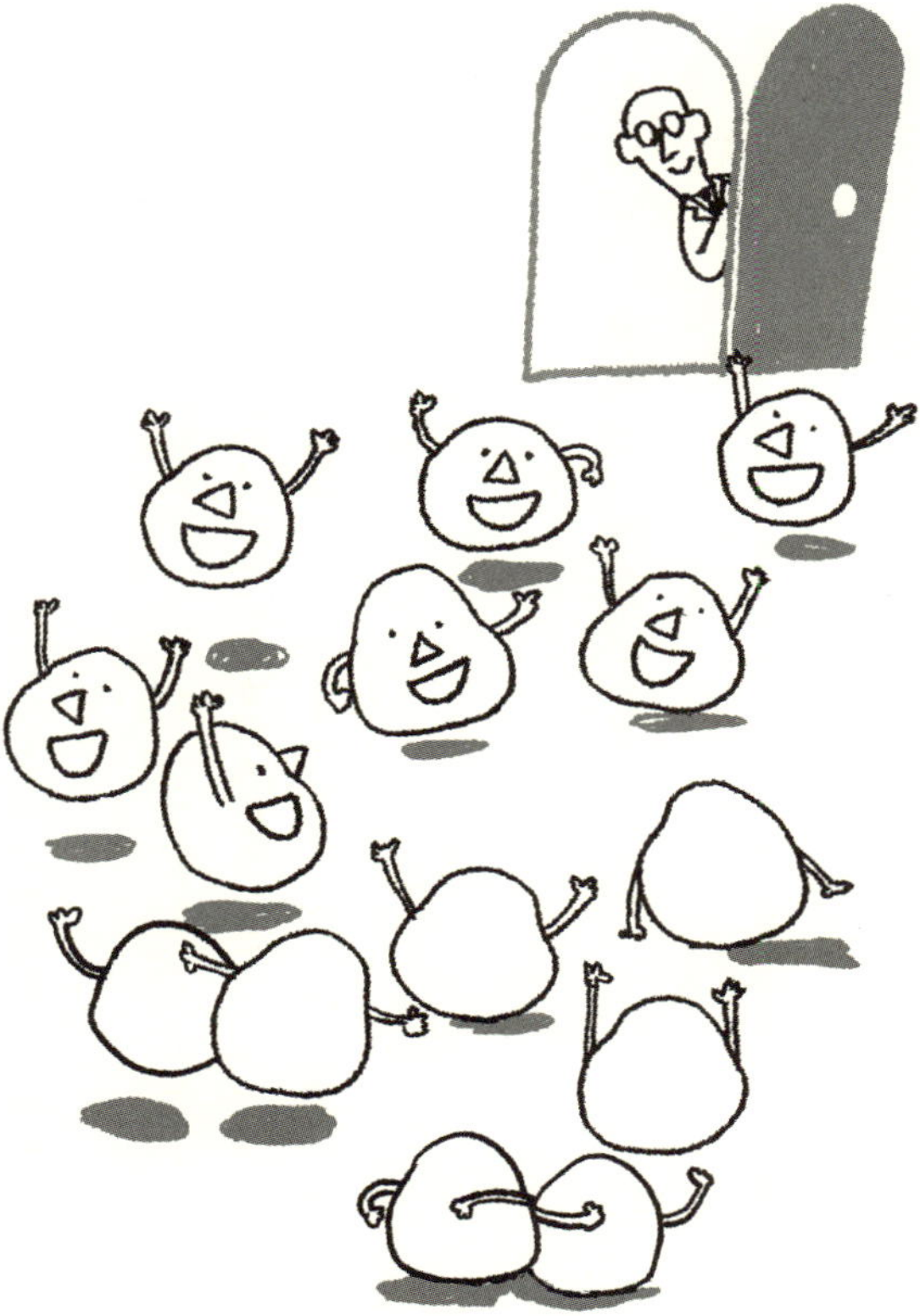

免疫力は、三〇代をピークに、四〇歳を境に急激に落ち始めるのです。だから、四〇歳になったら、これまでの生活を見直し、無理をしない生き方に少しずつ変えていく必要があります。

有り難いことに、生活習慣を変えれば、免疫力は四〇歳からでも高めることができます。四〇歳どころか、**何歳からでも免疫力は高められる**のです。

そもそも、私たちの体には、年を取っていくと若い頃とは異なる免疫システムにスイッチされる機能があります。ですから、「年を取ること＝体が弱々しくなり、病気になりやすくなる」ということにはならないのです。

◉病気にならない「食べ方」「考え方」を知ろう

「免疫」とは、簡単に言えば、細菌やバクテリアなどから「体を守る防衛システム」のことです。

「白血球の働きによって、**体を病気から守る自然治癒力**」とも言えます。

ですから、免疫力を高めれば、病気にならない体をつくることができるのです。「自分の体は自分で守る」——。それを可能にするのが免疫力だと覚えておいてください。

詳しいことは後述しますが、「白血球中のリンパ球三五％と顆粒球六〇％のバランス」が整っていれば、病気にかかりにくい健康体質となり、結果的に長生きできるようになります。

こうした免疫理論をもとに、これから病気に負けず、長生きするための主な条件をざっと挙げてみたいと思います。

まず、一つめに食事です。

病気にならない体の基本は、腸にあります。腸は、免疫力の重要な要素である**リンパ球がつくられる場所**です。

口から食道、胃、腸、肛門まで一本の筒状になっている消化管を、化学物質などが含まれていない自然食品を食べて適度に刺激することによって、リンパ球を増やすことができるのです。

たとえば、玄米や海藻、野菜などの食物繊維を多く含んだ食品。納豆や味噌などの発酵食品。酢のものや、わさびや辛子、しょうがなど、辛み、苦みのある食品、にら、ねぎなどの体を温める食品がお勧めです。

食生活は、その土地で暮らす人々が長年かけて積み上げてきた習慣です。日本人には日本人に適した食生活があるということです。

人種によって腸の長さや代謝に差があるのはそのためです。米や魚を常食としてきた体内システムを持っている人がパンや肉が中心の食事が続くと、やはり体への負担が増え、病気にかかりやすくなるのです。

二つめに体温です。**体温は、腋《わき》の下で測定して三六・四度が理想的**です。少なくとも三六度以上あれば健康を保てます。

しかし、年を取るにしたがって徐々に体温は低くなっていくものです。頬の赤みがなくなっていくのもそのためです。

徐々にならば自然現象なのですが、そうではない場合も多いのです。ストレスを抱えている人は、ほぼ間違いなく低体温です。

「白血球バランス」が体調を左右する

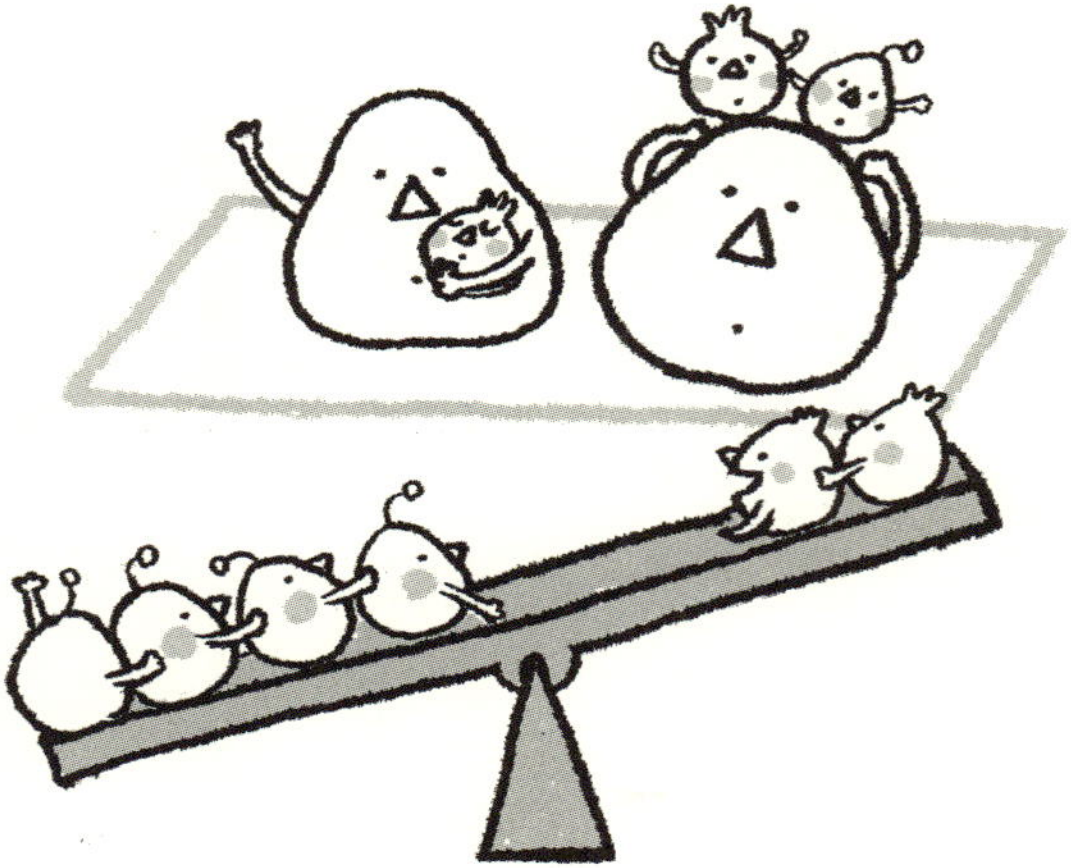

低体温になると、体の代謝能力が落ちて病気になりやすい体質となります。

また、血管が閉じて血流障害となるため、顆粒球が増えすぎてしまい、交感神経緊張状態をつくり出してしまうわけです。

長寿を目指すならば、**まず低体温から脱却すること**です。体を温める習慣については、のちほどご紹介します。

三つめは、ストレスの対処法です。私は、「ほとんどの病気の原因は、ストレスにある」と思っています。老化、ガン、生活習慣病など、すべてのもとをたどると、必ずストレスに行き当たるのです。

と言っても、ストレスには病気の原因にならない「良いストレス」もあります。私が問題視しているのは、病気の根源となる「悪いストレス」のことです。

悪いストレスとは、**心の悩み、働きすぎの状態、消炎鎮痛剤など薬の飲みすぎ**などのことです。こうしたストレスを長い間抱えていれば、やはり体への負担が大きくなり、なんらかの病気を発生させてしまう原因となるのです。

逆に、良いストレスとは、体にほどよい刺激となって、かえって免疫力の重要な要素であるリンパ球増加のきっかけになるようなものです。

たとえば、中医学の鍼灸《しんきゅう》などがいい例です。少しの刺激を与えて自然治癒力を引き出しているわけです。

適度なストレスはかえって寿命を延ばすのです。

ほかにも、さまざまな要因がありますが、まずは、これら三つを見直すことから始めることが健康になる第一歩です。

病気にならない体をつくることは、決して難しいことではありません。毎日の生活習慣をちょっと工夫し、それを積み重ねることが大切なのです。

◉健康な人ほど「よく笑う」「未来のことを考える」

よく講演を行なうと、男性と女性の反応が違うことに気づきます。

たとえば、六〇歳前後の女性グループと男性グループを比較すると、女性は何を話してもよく笑います。

質問をしても、女性はこれからの旅行の予定など、未来のことばかり話すのが特徴です。

一方、男性グループは、みんな難しい顔をして、笑うときは苦笑いです。質問してもめったに話さないけれども、話し出すと昔はこうだったという過去の話が多い、ということも特徴のようです。

これは、平均寿命で女性が世界一位を保っているのに男性が八〇歳の壁を越えられない原因の一つではないかと思います。

「笑うこと」と**「未来を考えること」**——。

これも、私たちが病気にならずに健康で楽しく生きるための重要な要素に違いありません。

また、「私はもう年ですから……」といった「年齢」を否定的にとらえた言い方は絶対にやめるべきです。

「否定的なことを考えたり口に出したりすると、意識も引きずられる」ということを覚えておいてください。

「100歳まで健康で生きる」のは簡単！

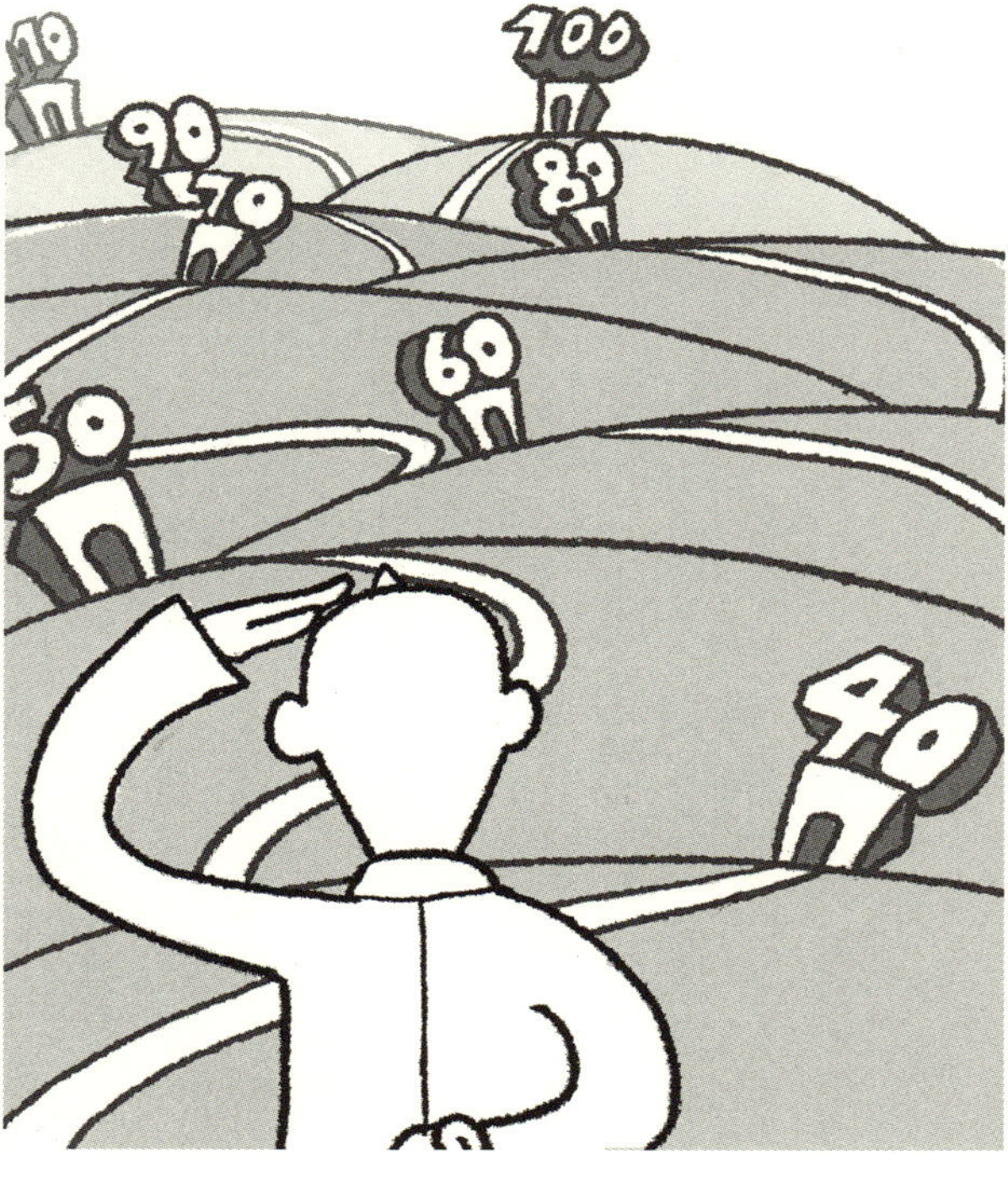

体はその言葉に反応して、**自分が発した言葉どおりになっていく**のです。

ですから、いつまでも健康で楽しく生きたいのであれば、「一〇〇歳は通過点！」と思い込んだり、実際に口に出して言ったりすることが大切なのです。

さらに、私は「長生き」にこだわりすぎるべきではないと考えています。

矛盾をしているようですが、病気にならない生活を送ることで、結果的に長生きするのであって、それを目標にするのは本末転倒のような気がするからです。

「長生きを目指すなら長生きを目指さない」

これも、病気にならない健康な体をつくるうえで重要な考え方です。

私は、「長生きできる能力を溜めておいて、必要なときがきたら使いきる」という生き方が最善だと思っています。

寿命を延ばすための長生きではなく、健康だからこそ、その力が発揮できるとき（たとえば家族の世話をしたり、他人の役に立ったり）に、**余力を惜しみなく使う**という心境で生きることが大切なのだと思います。

◉なぜ「低気圧が続くと寿命が伸びる」？

「晴れの日に虫垂炎の急患が増えるのはなぜか？」

これは、私と共同で免疫力の研究をしている外科医の福田稔医師が、あるとき、ふと漏らした疑問です。この一言が発端となり、私は免疫理論を確立することができたと言ってもいいくらいです。

いろいろ調査をしていくと、晴れて気圧が高い日は顆粒球《かりゆうきゆう》が多くなり、リンパ球は少なくなることがわかってきたのです。

また、雨や曇天《どんてん》などの気圧の低い日は、逆の傾向があることもわかりました。

このことから、顆粒球とリンパ球は、気圧の影響を受けていることが明確になったのです。つまり、**気圧は免疫に大きな影響を及ぼす**ということです。

ちなみに、顆粒球というのは、血流とともに全身を巡り、異常がないかを調べています。細菌や異物によって異常が生じるとその現場に急行し、蛋白《たんぱく》分解酵素を放出しながら自分もいっしょに消滅してしまいます。

このときに活性酸素が多量に発生し、その部分では粘膜破壊、臓器障害を起こすことが多くなります。虫垂炎、特に壊疽《えそ》性のタイプは顆粒球が原因で症状を悪化させます。つまり、「晴れる→気圧上昇→顆粒球過多→虫垂炎悪化→急患」という図式です。

長寿についても、気圧との関係からある法則を導き出すことができます。

結論から言いますと、**「低気圧が長命県、高気圧が短命県」**だということです。

詳細は省きますが、長命県の代表は、長野県、沖縄県で、短命県の代表は、青森県、秋田県ということが調査の結果、わかりました。

沖縄県は気温が高く、温められた空気が上昇気流となって低気圧を生みます。長野県は、高地に位置するため酸素分圧が低くなります。

いずれも、リンパ球が豊富で副交感神経優位型の人が増加する傾向にあります。副交感神経が優位になると、**ゆったりとおおらかな性格**が形成されがちで、結果的には**長寿の人が多くなる**わけです。

自然と「長生きする人の健康体質」に！

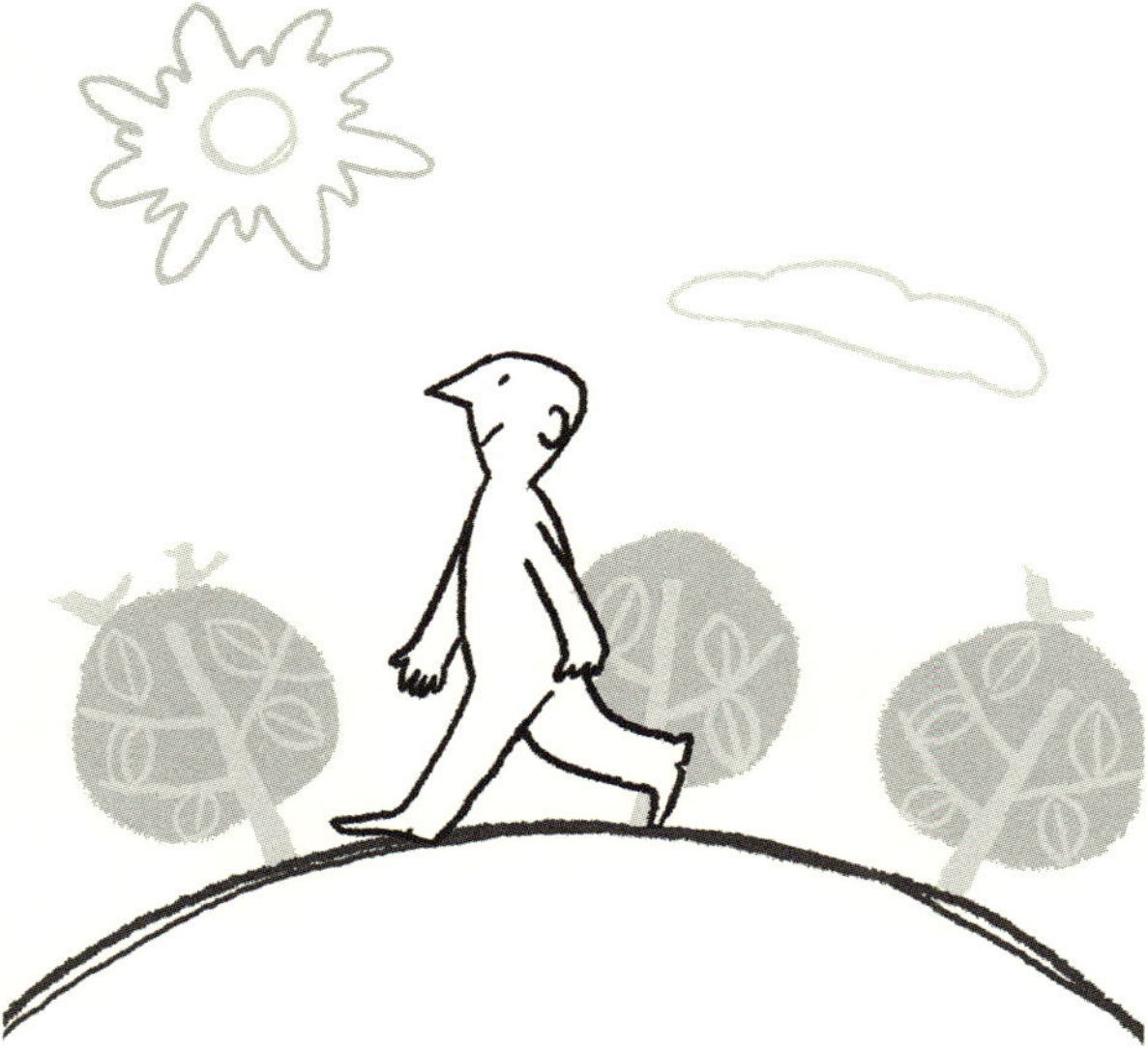

反対に青森県や秋田県は、寒冷のために空気が重くなり、一年中、気圧が高めになっています。寒さはそれ自体がストレスとなり、人間の基礎代謝量を上げます。体内では、顆粒球が増加して防衛態勢に入るのです。

前述したように、顆粒球は体を防御すると同時に活性酸素を発生させて、組織障害を起こします。そのため、病気になりやすく、結果的に短命となるのです。

免疫体質になれば「ガンは怖くない!」

◉早期ガンなら「一〇〇%治る!」

白血球の九割は、顆粒球とリンパ球とで占められています。どちらも、私たちの体を病気から守ってくれる重要なものですが、働き方には違いがあります。

顆粒球は、主に、細菌や古くなった細胞の死骸など大きな異物を処理します。体内に細菌が侵入してくると、顆粒球は化膿性の炎症を起こします。

傷口が膿んだり、緑色の鼻水が出たりするのは、顆粒球が細菌と闘っていることを示しているのです。

一方、リンパ球は、細菌よりずっと小さいウイルスやガン細胞などを攻撃する働きがあります。

体内では、一晩に数万個のガン細胞ができると言われていますが、**リンパ球がガン化した細胞を除去してくれるおかげで、ガンにならずに済む**のです。

私は、外科医の福田稔医師とともに、自律神経が白血球の働きに大きな影響を与えるという**「自律神経の白血球支配の法則」**を発見しました。そこからわかったことは、これまでのように「リンパ球が司る免疫反応」が免疫のすべてではないということでした。

免疫とは、「白血球数と、白血球中のリンパ球三五％（正確には三五～四一％）と、顆粒球六〇％（正確には五四～六〇％）」の比率で決定される。さらに重要なのは、「それをコントロールしているのが自律神経」ということです。

白血球数については、「その人が日常で使用しているエネルギー量と正比例している」と考えています。つまり、活動量が多ければ白血球数は増え、少なければ減少するのです。

自律神経とは、体を構成する六〇兆個の細胞をコントロールしている神経のことです。わかりやすく言えば、呼吸、心拍、血圧、体温等を保って生命維持のために働く神経のことです。これは脳からの指令を受けなくても働きます。

逆に言えば、いくら動かそうとしても、意志によって動かすことはできません。

さて、自律神経には交感神経と副交感神経があります。

交感神経は、活動時や運動時に活性化し、副交感神経は、休むとき、食事をするときに活性化します。

まったく正反対の働きをするのです。このバランスが崩れることを、自律神経失調症と言います。

ちなみに、交感神経が優位のときは顆粒球が活性化し、副交感神経が優位のときは、リンパ球の働きが活性化します。

あなたの「健康バランス」がわかる

病気ゾーン	健康ゾーン	病気ゾーン
交感神経優位 ⇐	**自律神経のバランス**	⇒ **副交感神経優位**
多い ⇐	顆粒球（54〜60%）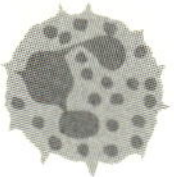	⇒ 少ない
少ない ⇐	リンパ球（35〜41%）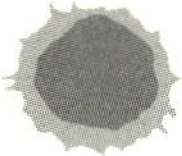	⇒ 多い
悪い ⇐	血　行	⇒ 良い
低い ⇐	体　温	⇒ 高い
浅い・速い ⇐	呼　吸	⇒ 深い・遅い

わかりやすいように、**「顆粒球＝交感神経優位」「リンパ球＝副交感神経優位」**と覚えておくといいでしょう。

少々長くなりましたが、「自律神経の白血球支配の法則」によって、「人はなぜ病気になるのか」「なぜ現代医学は病気を治せないのか」、といった本質的な問題を解決できるようになりました。

その結果、**「ガンは怖い病気ではない」**と断言できるようになったのです。

免疫力を高める生活に切り替えれば、早期ガンならほぼ一〇〇％、進行ガンでも約七〇％以上のガンに自然退縮が見られるのです。

つまり、病気を防ぐためには、免疫力を落とさないことが重要なのです。

具体的に言えば、「自分の活動エネルギーに見合った白血球数を保ち、リンパ球三五％と顆粒球六〇％の比率を崩さないようにすること」です。

そのためには、交感神経と副交感神経のどちらかを過度に緊張させるような状態をつくり出さないことが大切なのです。

交感神経緊張状態をつくり出す主な原因は、ストレスです。この対策についてては後ほど詳しく説明していきます。

このように、私の免疫理論は、体と心がつながっていることを証明しています。昔から言われていた「病は気から」を、科学的に解き明かしたというわけです。

◉四〇歳を過ぎたら「免疫システム」をスイッチ

免疫細胞の進化は、人類が生物として進化してきた過程と無関係ではありません。そのため、人間には古くからある免疫組織と、新しく上乗せされた免疫組織が備わっているのです。

古くからある免疫組織は、腸管、皮膚、肝臓、外分泌腺（涙腺、耳下腺、乳腺等）、子宮の周りです。これらが行なう免疫作用を「古い免疫システム」と言っています。

新しく上乗せされた免疫組織は、胸腺、リンパ節、脾臓《ひぞう》です。これらが行なう免疫作用を「新しい免疫システム」と言っています。

新しい免疫システムは外からの異物に対する防御が強化され、古い免疫システムは主に自己の異常を観察する働きが強化されています。

私たちの体は、**加齢とともに新しい免疫システムから古い免疫システムへとスイッチ**していくのです。

年を取るにしたがって、自ずと体内には酸化物質が増え、細胞は老廃物を抱え込みます。

顔や皮膚にシミが増えるように、体内でも同じことが発生しているのです。

そこで、古い免疫システムが活躍します。異常を発見して、取り除く仕組みができあがっているわけです。

つまり、年を取るということは、免疫力が落ちて病気にかかりやすくなり、単に体が弱々しくなるのではありません。免疫機能が自然にスイッチされ、別の生体システムを獲得することなのです。

2章

実践！「病気にならない体」の習慣

「心の疲れ・ストレス」を撃退する習慣

◉シミ・シワ――「体の酸化」を防ぐ法

老化、糖尿病、高血圧、そして、ガン……。「ストレス」はこれらすべてに大きな関わりを持っています。

これまでの研究から、**ほとんどの病気は、「交感神経緊張→顆粒球の増加→リンパ球の減少」というパターンで起こる**ことがわかっています。

そして、自律神経を乱し、交感神経の緊張を引き起こす最大の原因がストレスなのです。

ストレスと言っても、漠然としているかもしれません。病気を引き起こすストレスには、主に次の三つの種類があります。

一、心の悩み
二、働きすぎ
三、薬の長期使用

これら三つの要因を排除することが、ストレスから解放され、病気を防ぐコツと言えます。これから、それぞれのストレスが病気へと発展するパターンを明らかにし、その解決法を考えてみたいと思います。

まず、一の「心の悩み」について、具体的に説明しましょう。
「心の悩み」とは、不安や心配事、恐怖、苦痛などの苦しくて辛い感情、つまり精神的ストレスのことを言います。

苦しくて辛い感情が起こると、交感神経が緊張します。交感神経が緊張すると、白血球中に顆粒球が増加します。すると、体内では血圧や血糖値の上昇、脈が早くなるといった変化が起きます。

わかりやすい例を挙げると、たとえば大勢の人の前で話をするときは、誰でも緊張をして、心臓がドキドキし、手に汗をかくでしょう。そのような状態のことです。ただ、正常な状態であれば、交感神経が緊張しても、やがて副交感神経が働くため、自律神経の均衡は崩れません。

ところが、こうしたストレスが長い間続くと、体が正常な状態に戻りにくくなるのです。こうなると、交感神経が優位となり、顆粒球がどんどん増えていきます。顆粒球が増えすぎると、リンパ球が減り、免疫力が低下するため、さまざまな病気を引き起こしてしまうのです。

風邪も、痔《じ》も、糖尿病も、ガンも、老化も同じ仕組みで発症します。

また、顆粒球は短命で二〜三日もすると死んでしまうのですが、その際に大量の活性酸素が発生します。その活性酸素で組織を傷つけ、障害を招くのです。

組織障害がどこで起きるかで、症状や病気の種類は異なります。たとえば、咽喉をやられればかすれ声に、胃をやられれば胃炎や胃潰瘍《いかいよう》になるといった具合です。

もちろん、ガン細胞も発生しやすくなります。

「体の毒」を全部洗い出そう！

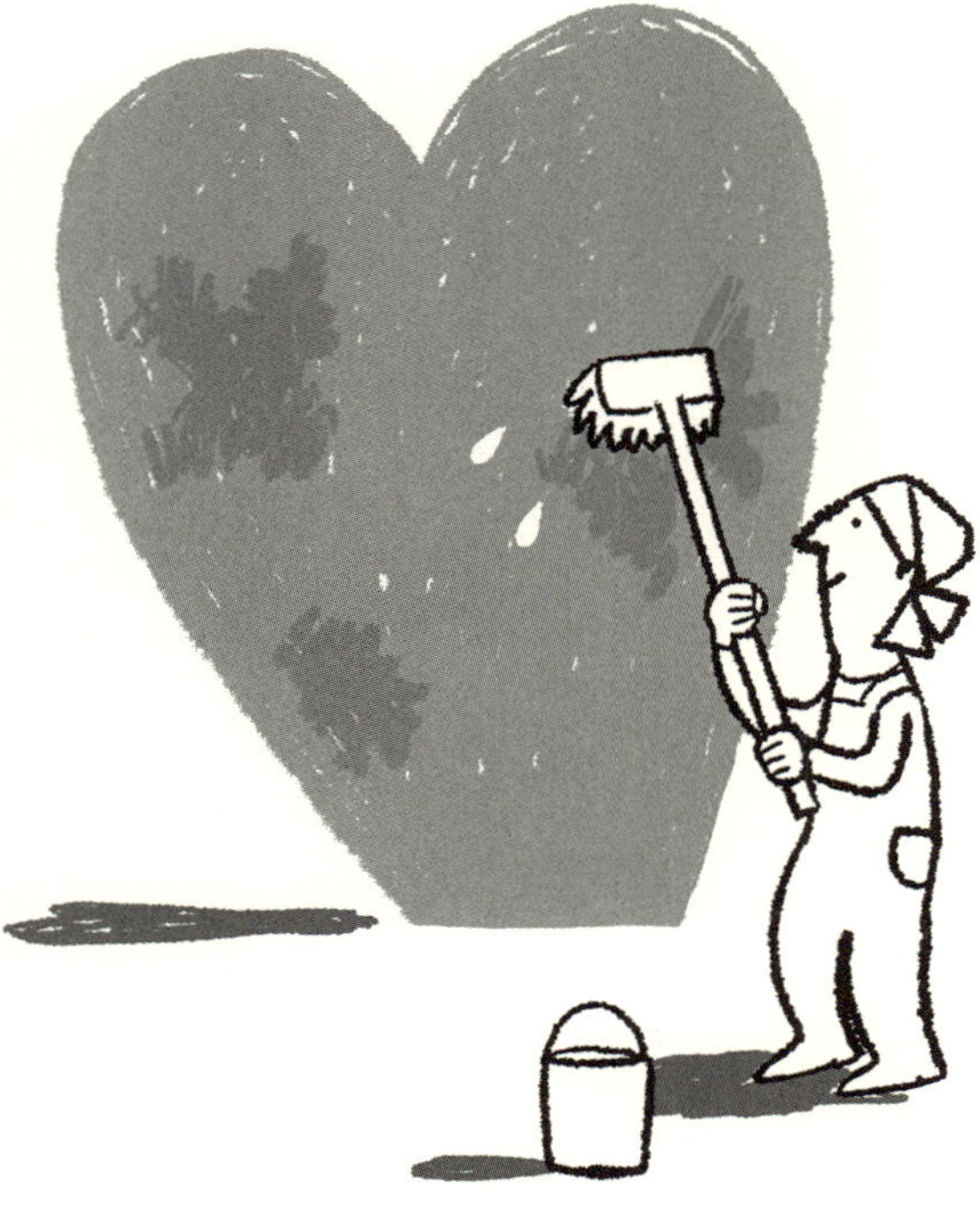

組織障害は細胞分裂によって修復されますが、障害と修復が何度も繰り返されることによって、ガン遺伝子へと変化してしまうからです。

このとき、リンパ球が働けば免疫が働き、ガン細胞を正常細胞へと導くことも可能です。しかし、リンパ球が減少しているために免疫力が弱まり、ガン細胞の増殖を止めることができなくなってしまうのです。

老化についても同じです。

老化とは、いわば細胞内分子の酸化のことです。肌に張りがなくなったり、シミやシワが増えたりするのは、皮膚表面の細胞が酸化しているからです。

同じように体内でも酸化が進んでいるわけです。

酸化も一種のストレスです。鉄が空気（酸素）に触れると酸化してさびつくように、体を形成する六〇兆個の細胞も同じ現象を起こしているのです。

もうおわかりでしょう。精神的ストレスが積もり積もった結果、病気となり、ガンを引き起こすこともあるのです。

ですから、病気にならずに健康的に生きるためには、不安や心配事といった精神

「病気になる前」に手を打つ！

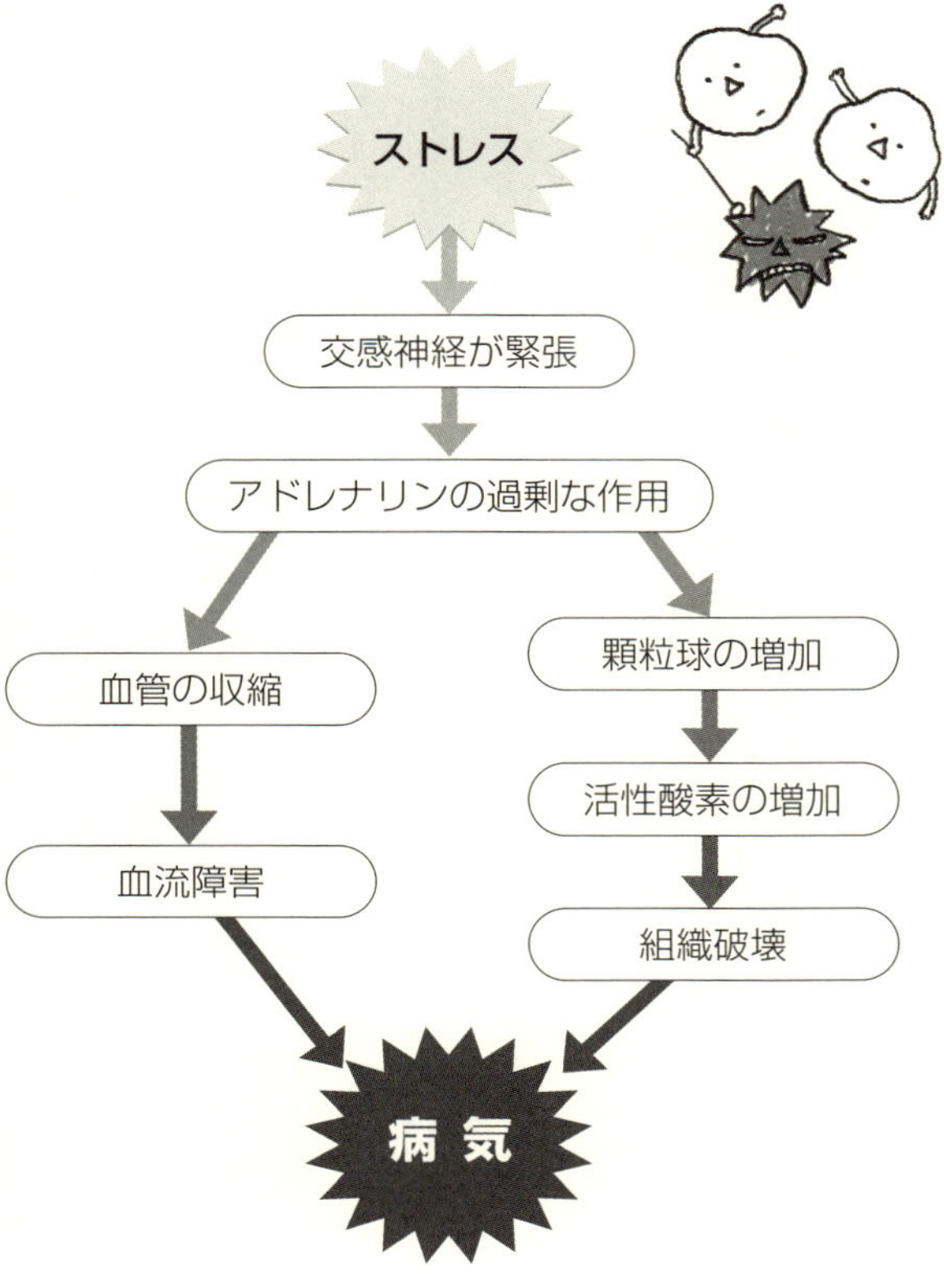

的ストレスを引きずらないようにすることが大切です。そのためには、何が根本原因なのかをしっかりと認識し、早めに手を打つべきです。

精神的ストレスを解消する方法は、人それぞれだと思います。お風呂にゆったり浸かるのもいいでしょうし、好きな映画を観たり、音楽を聴いたりするのもいいでしょう。自分なりの「心を軽くする」方法を見つけ、実践することをお勧めします。日頃、クヨクヨ悩みがちな人は、できるだけ思い詰めないように、ときには気楽に考えることも必要なのです。

◉免疫力を高める「週一度のノー残業デー」

病気を引き起こす二つめのストレスは、**「働きすぎ」**です。

働きすぎだけでなく、体に無理を強いることはすべて、老化、生活習慣病、ガンの原因となるストレスとなります。

働きすぎ、運動しすぎ、飲みすぎなど、どんな行為でも過度なものは体に負担をかけるのですが、中でも働きすぎは激しいストレスとなり、ときには命にも関わってきます。

たとえば、一日の睡眠時間が三〜四時間で深夜まで残業、といった生活を三〜四カ月続けるとどうなるでしょうか？

当然、さまざまな病気を発症しやすくなります。それが行きすぎた結果が「突然死」です。たとえ、突然死という最悪の状況にならなくても、その生活を何年も続けていると、やがてはガンが発生するようになります。

働きすぎると、自ずとその人の活動量も増えます。すると、体内ではエネルギー消費が激しくなります。そのため、細胞分裂時にダメージを受けやすくなってしまうのです。

細胞は、それぞれの組織によって分裂スピードがだいたい決まっています。たとえば、表皮細胞は四週間、肝細胞は一週間、消化管の上皮細胞は三日に一回以上といった速度で生まれ変わっています。

ところが、活動量が増えると分裂スピードが速くなります。というのは、どこかの組織で細胞が破壊されることが多くなり、それを補うために細胞の再生が頻繁に行なわれるようになるからです。

決まったスピードではなく、随時、細胞分裂が行なわれてしまうのです。それを促進しているのが活性酸素です。**活性酸素は生活習慣病やガンの原因**となります。

特に、消化管の中でも腸や胃の上皮細胞（臓器を覆う細胞）、肺、乳腺などの細胞分裂が活発であることがわかっています。

働きすぎはそれに拍車をかけることになるわけですから、これらの部位は潰瘍やガンになるリスクがさらに高まるのです。

現代人の多くは、働きすぎでストレス過剰になっています。

仕事熱心であることは結構なことだと思いますが、何事も「過ぎたるは及ばざるがごとし」。頑張りすぎて体を壊してしまっては、元も子もありません。

仕事で忙しい人は、せめて睡眠時間を十分確保したり、休日には思い切りリフレッシュをしたりするなどして、疲れをためない工夫をしてください。

「疲れをためない」リフレッシュ習慣

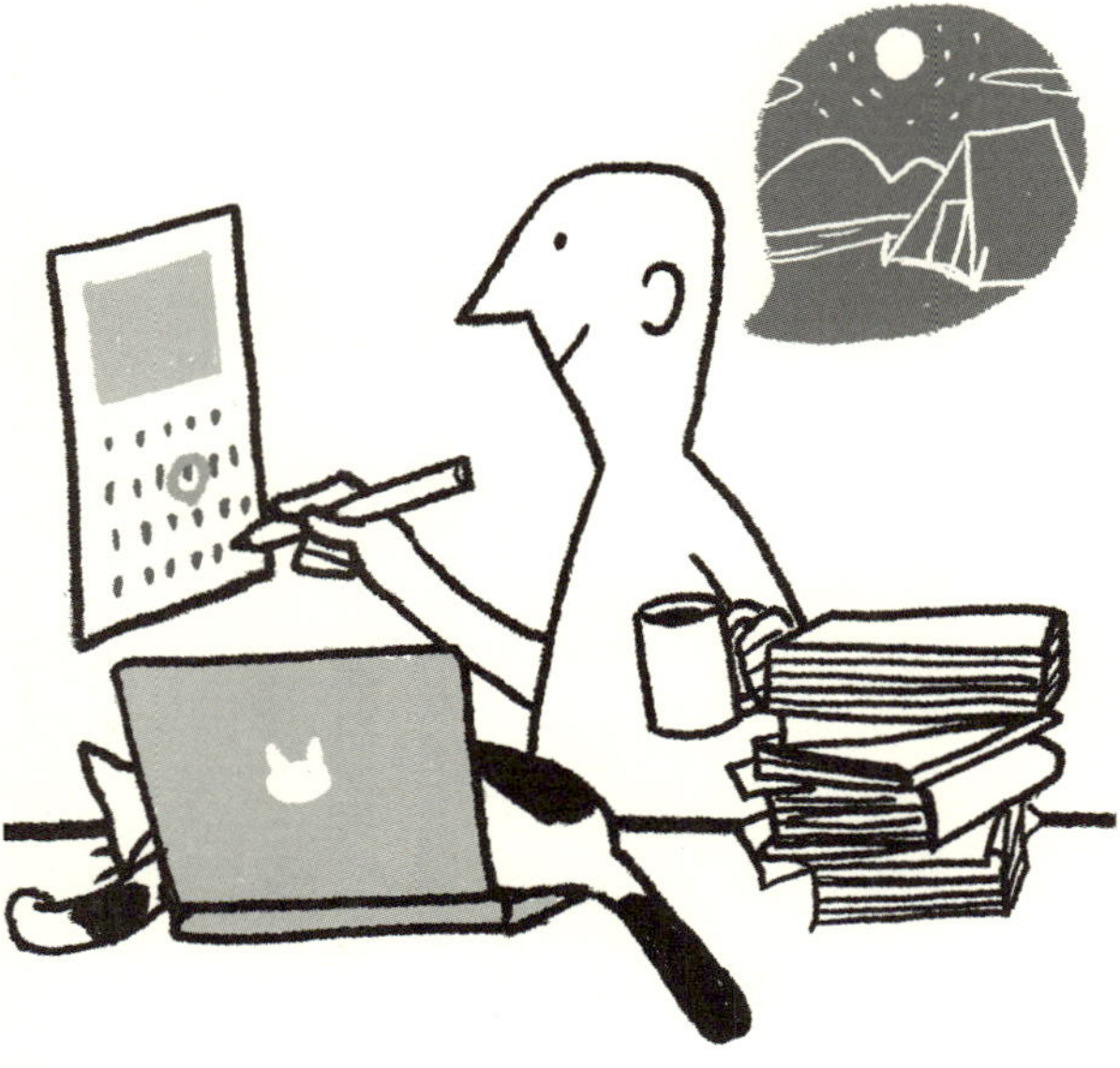

病気にならないためにも、自分の体は自分で守る意識が必要なのです。

◉「自分の免疫力」を試してみよう

病気を引き起こす三つめのストレスは、**「薬の長期使用」**です。

現在、医療現場では慢性的に消炎鎮痛剤とステロイド剤が使われています。これらの薬もまた、免疫力（自然治癒力）を阻害し、体に負担をかける大きなストレスとなります。これから、それぞれの影響をご説明したいと思います。

消炎鎮痛剤というのは、筋肉痛、頭痛、腰痛、生理痛などの痛みを止める薬です。商品名はさまざまですが、成分にはアスピリン、抗炎症剤のインドメタシンやケトプロフェンなどが含まれています。

みなさんも一度は聞いたことがあるのではないでしょうか。

私たちは、体に何らかの異常があると、自分の体を守るために、発痛物質という化学物質を自分でつくり出しています。その物質がレセプター（受容器）で感知されると、はじめて人は痛みやそれに伴う熱感、炎症を感じることができるのです。
発痛物質の中には、プロスタグランジンという物質があります。初めて知る人も多いと思いますが、これは、血管を開き、知覚神経を過敏にして痛みを起こしたり、発熱させたりする作用があります。

ところが、消炎鎮痛剤は、体内でプロスタグランジンがつくられるのを抑制してしまうのです。すると、血管が閉じてしまうため、知覚神経は麻痺します。だから、痛みがなくなったように感じられるのです。

しかし、これはあくまでも錯覚です。一時的な痛みの和らぎであって、抜本的な解決ではありません。

そもそも**痛みというのは、その部位に発生する血流障害**のことです。腰痛なら腰の血流障害、膝痛ならば膝の血流障害と考えるべきなのです。

だから、**痛みを治すためには、血流障害を治さなければなりません**。

ところが、消炎鎮痛剤を使用すると、血管が閉じてさらに血流障害を上乗せすることになります。

薬によって一時的に痛みがなくなりますが、血流障害という根本的な問題は何も解決しません。

それどころか、薬の使用と血流障害は悪循環を引き起こし、さらに強い痛みへと悪化していくのです。

「薬によって一時的に痛みがなくなる↓薬をやめる↓薬で抑えられていた血流が再開↓プロスタグランジンも産生↓より強い痛みが発生↓再び薬を使用……」

こうした悪循環に陥るわけです。

また、消炎鎮痛剤に含まれている成分には、交感神経を緊張させてしまう働きもあります。そのため、顆粒球を増加させ、活性酸素を大量に発生させることになるのです。

その結果、体内ではさまざまな組織が破壊されます。

また、リンパ球の減少による免疫低下を招くため、老化の促進、生活習慣病の発症など次々に新たな病気を引き起こす最悪のサイクルができあがってしまいます。

交感神経が緊張すると血圧が上がり、副腎からはアドレナリンが分泌されます。

アドレナリンには、血糖値を上げる作用があるため、糖尿病を発症しやすくなるのです。

そのため、糖尿病や高血圧などを治すために今度は血糖下降剤、降圧剤などを使う、といったより大きな悪循環、病気の連鎖を生み出すことになるのです。

ですから、痛みがあるからといって、無闇《むやみ》に消炎鎮痛剤を使用するのは、絶対に避けるべきです。

痛みとは、血流障害のこと。腰痛ならば腰を、膝痛ならば膝といった具合に、**患部を温め、血流を促すことが根本的な治癒につながる**のです。

◉「薬との上手な付き合い方」を覚える

ステロイド剤は、かつてリウマチの特効薬として登場しました。ステロイド剤における炎症抑制作用が注目されたからです。

しかし、それは最初の一時期だけでした。結局は、多くの人々に副作用が起きてしまったのです。

ただ、この経験は生かされませんでした。ステロイド剤は現在でもリウマチ、アトピー性皮膚炎、潰瘍性大腸炎などの病気に使用されているのです。

ステロイド剤は、初めのうちは活性酸素を無毒化し、組織の炎症を取り去る働きをします。リウマチならば痛みを抑え、アトピー性皮膚炎ならばきれいに湿疹をなくしてくれるのです。

しかし、長期間（一年以上）使用するうちに、ステロイドが体内に蓄積されていきます。すると、今度は体内で酸化コレステロールに変化します。

酸化コレステロールは、組織を酸化して破壊し、新たな痛みを生み出したり、新たな皮膚炎を起こしたりするようになります。

それを抑えるためには、より強いステロイド剤を投与する必要があります。こうして、ステロイド剤に頼らざるを得ない依存症に陥ってしまうのです。

ステロイド剤の依存性は消炎鎮痛剤と同様かそれ以上に強力です。交感神経緊張状態を生み出すのも同様です。

ステロイド剤を長期にわたって使用すると、全身の血流障害が起きるようになります。すると、頭痛、腰痛などが発症します。

また、交感神経が緊張するため、血圧や血糖値も上がります。やがて、高血圧、糖尿病などの生活習慣病を発症し、今度は、その症状を緩和させるための新たな薬を飲まなければならない……こうした、「いたちごっこ」が延々と続くことになります。

このように、消炎鎮痛剤やステロイドについて、危険性を述べてきたわけですが、私は、これらの薬を全く使うな、と言いたい訳ではありません。

痛みもストレスの一つです。ですから、あまりにも激しい痛みのときは消炎鎮痛剤の使用も仕方がない場合もあるでしょう。

ステロイド剤も、重度の火傷《やけど》や交通事故で皮膚組織が破壊されて**命の危険が伴うような緊急の場合、その効果を発揮**します。

しかし、長期の使用となると、前述したような悪循環へと陥ってしまうことになるのです。健康で長生きを目指すならば、こうした「クスリのリスク」を知り、長期使用は避けるべきです。

また、ご自分の症状や病気を点検し、思い当たることがあれば今からでも改めることをお勧めします。どこかで断ち切らなければ、病気の連鎖は果てしなく続いていくからです。

◉「いやなこと」がどんどん片付く習慣

今の日本には、「いやなものを先延ばしにする」悪癖が蔓延《まんえん》しているような気がします。その悪癖は、決してストレスと無関係ではないように思うのです。

たとえば、先ほどの消炎鎮痛剤が象徴的です。

整形外科でも内科でも、患者が痛いと言えば、必ず使うのが消炎鎮痛剤です。

そもそも痛みというのは、傷が回復したり組織が修復したりするためのステップです。**痛みや発熱、だるさなどといったものは、生体防御反応**であり、そうした症状を耐えれば、必ず自然治癒に向かうものなのです。

ところが、そうした症状を消炎鎮痛剤で消してしまうから問題なのです。消炎鎮痛剤を投与すると、体も負けたくないのでもっと強い痛みを出します。そこで、その痛みに対処するため、もっと強い薬で根本的な問題解決を先延ばしにする……。最後には、体が破綻《はたん》を来たすことになるのです。

血流がなくなり、組織の修復もできなくなると、まっさきにやられるのが、女性の卵巣や子宮です。

子宮内膜症や子宮筋腫を発症する女性が増えていますが、痛み止めの習慣化に思い当たる人も多いのではないでしょうか。このような病気は冷えから始まるものですが、その冷えは、薬によってつくられるのです。

こうした先延ばしの悪癖は、医療に限りません。あらゆる分野でそうした傾向が見られます。

たとえば、子どものストレス耐性のこと。

普段からある程度のストレスに慣らされていれば、「ストレス慣れ」という言葉が的確かどうかは別にして、子どもはストレスの受け方、緩和の仕方を学んでいくものです。

しかし、ストレスをあまり受けずに来た子どもは、突然、強い大きなストレスに見舞われると、パニックを起こしてしまいます。一気に交感神経緊張状態になり、顆粒球が急増して自律神経失調状態に陥ってしまうのです。

その結果、病気になったり、引きこもりや登校拒否を起こしたりする場合もあるでしょう。

学校生活を例にとってみましょう。運動会の徒競走で順位をつけなかったり、成績表を貼り出さなかったりする学校があったそうです。

本来、このような競争の中で一位を取ったからといって、また最下位を取ったからといって、その人の価値や尊厳が決まるわけではありません。

しかし、実際はそうとも言えないようです。

一位を取った人は最下位の人よりも優れていると、周りも本人も思い込んでしまう風潮があります。こうした社会風潮の本当の姿を隠すために、順位をつけないわけです。まさに、ダブルスタンダードです。

一人ひとりの人間の価値や尊厳が本当に尊重される社会ならば、一位を取ったからといって最下位を取ったからといって、何の影響もないはずです。一位を取ったのは走るのが速いというその人の一面であり、その人すべてを規定するものではないからです。

現実にはものすごく厳しい競争社会なのに、穏やかさを取りつくろって、いやなことは先へ先へと延ばしていく典型的な例です。

子どもたちは、大人たちのこっけいなほどの詭弁《きべん》に翻弄され、あるとき本当の競争社会の姿に遭遇するわけです。

感受性が豊かな子であればあるだけ、その戸惑いも大きく、強いストレスにさらされることになるでしょう。

病気にならない体をつくるためにも、**「いやなものは先に延ばさない生き方」**ができているかどうかを見直してみてはいかがでしょうか。それは、子どもを育てるうえでも、一つの大きな指針となるはずです。

「体の冷え」を撃退する習慣

◉「体温が一度上がるだけ」で免疫力も上がる！

ストレスは老化、ガン、生活習慣病の原因となります。ただ、ストレスを受けたからといって、すぐに発病・発症するわけではありません。

適度なストレスは必要なのです。

では何が問題かと言えば、ストレスの大きさやストレスを受け続ける期間にあります。

長期間、ストレスを抱えたままでいると、私たちの体はさらに次の体調悪化のステップに進みます。それが、「低体温」です。

ガンや糖尿病などにかかっている人は、ほとんどが低体温と言っても過言ではありません。

では、なぜストレスを受け続けると、低体温になるのでしょうか？

結論から言えば、ストレスが交感神経を緊張させると血管が閉じ、血流が滞ります（血流障害）。そのため、血行が悪くなり、その部位が低体温となるのです。

マウスを使った実験を例にご説明したいと思います。

マウスの平均体温（平熱）は三八度です。これは、直腸に体温計を差し込んで計った体温です。

何も束縛をせずに自由にケージ内で動きまわるマウス（A）と、体を金網に挟んで動けない状態にしたマウス（B）の体温変化を比較しました。

すると、Aは、多少（一度ほど）体温が上下しますが、大きな変動はありません。

それに比べると、Bの体温は、時間が経つにつれて低下していきました。そして、二四時間後には、約五度も下がってしまったのです。

このことから、**大きなストレスを受けると体温が急低下する**ことがわかりました。

もう一つは、意外な発見でした。

私の研究室では毎日マウスの体温を計っています。

五、六匹ずつを一つのケージに入れているのですが、低体温のマウスが一匹でもいると、そのケージのマウス全部が低体温になってしまうということがわかったのです。

それればかりか、そのケージのマウスのしっぽは全部かじられていました。

これはどういうことかと言いますと、なんらかのストレスを抱えた一匹のマウス（たぶん最初の低体温のマウスだったと思われます）のイライラが募って凶暴になり、ほかのマウスのしっぽにかじりついたのでしょう。かじられたマウスが怒って別のマウスにかじりつき……と、ケージ内は闘いの場となってしまったのです。

一方、みんな仲良く暮らしているケージでは、すべてのマウスが平熱を保っていました。もちろん、しっぽをかじり合うこともなく、きれいなままです。

白血球を調べてみると、低体温のマウスたちは顆粒球が多くなっていました。やはり、交感神経緊張状態にあったのです。仲良しマウスたちのほうは顆粒球とリンパ球のバランスがよく、健康状態を保っていました。

「体温が高い人」は、病気にならない！

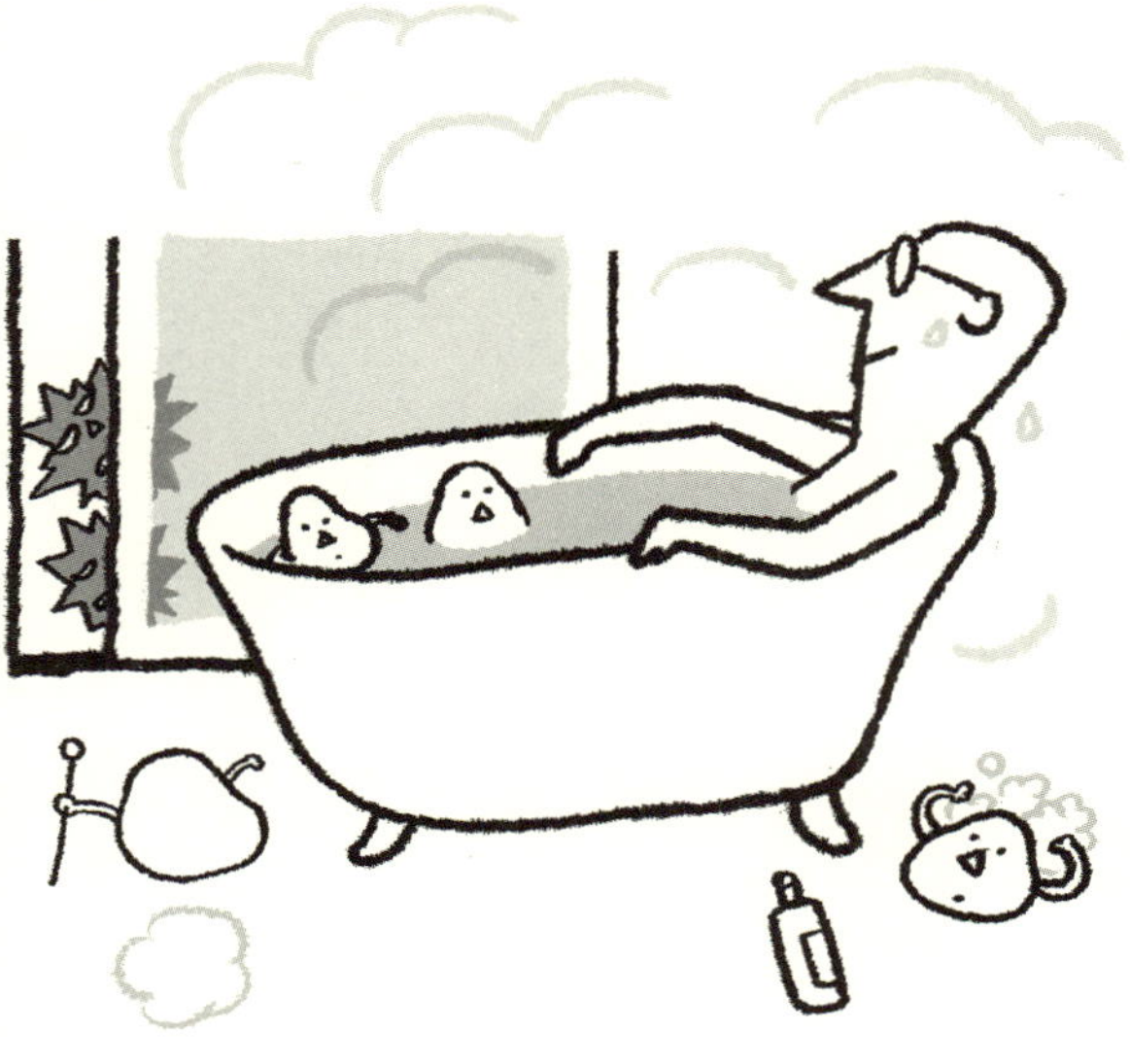

交感神経が緊張状態になるのは、すべてストレスを抱えたまま無理な生活を続けていることに起因します。

心の悩み、対人関係の問題、働きすぎなどなど、体のどこかに異変を感じたら、まずは生活を見直すことです。

ハードな毎日が続くときは、「無理して無理して低体温」の言葉を思い出してください。

◉「歩く習慣のある人」は病気にならない？

低体温になる原因は、もう一つあります。それは、リンパ球が多すぎる副交感神経優位のタイプです。

白血球中のリンパ球が三五～四一％、顆粒球が五四～六〇％の範囲ならば、自律神経のバランスが保たれて健康を維持できます。

ところが、この範囲が大きく崩れてしまい、リンパ球が五〇％以上になるとやはり低体温になるのです。

リンパ球が五〇％以上にもなる生活というのは、わかりやすく言うと、**のんびりしすぎ、楽をしすぎている状態**です。

たとえば、家の中ばかりで過ごすことが多く、たまに外に出るときは車で移動、といった生活を長く続けていると筋肉が衰えてきます。

年を取り、体力が落ちてくるにしたがって、人混みは疲れる、駅まで歩くのが面倒など、さまざまな理由から外に出るのが億劫《おっくう》になりがちです。

しかし、家の中にばかりこもっていて、体をあまり動かさずにいると、**筋肉が衰えてしまい、それが原因で、低体温になる**のです。

筋肉には、骨についてその収縮で骨を動かしている骨格筋、内臓壁をつくっている平滑筋《へいかつきん》、心臓を動かしている心筋の三種類があります。中でも、体重の約半分近くを占めているのが骨格筋です。

骨格筋は自分の意思で動かせる随意筋、平滑筋と心筋は意思では動かせない不随意筋です。したがって、筋肉の衰えという場合、大半は運動不足による骨格筋の衰退という意味です。もちろん、運動不足を続けていれば不随意筋も衰えていきます。

しかし、これらは内臓や心臓を守る生体維持機能としての大きな役割を担っているため、随意筋と比べればそう簡単に衰えることはありません。

運動をしたり、体を動かしたりすると骨格筋が働きます。すると、エネルギー（熱）が発生するのです。**適度な運動は、体の発熱に欠かせません。**それによって体温を体の深部から温めることができるのです。

また、発熱以外にもう一つ理由があります。ゆったりのんびりしすぎるのは、ストレスがなさすぎる生活でもあります。外に出て紫外線を当たることもない、わずらわしい人間関係に悩むこともない、といった具合です。

ただ、温室のような家の中ばかりにいると、自律神経が副交感神経優位の状態になります。そのため、リンパ球が増加するのです。多少のストレスは、生きるうえで重要だ、という意味がおわかりいただけたのではないでしょうか。

加齢と共に徐々に生理的に低体温になっていくのが普通ですが、さらに拍車をかけるのが、生活の便利さです。現在は電化製品が整い、家事といっても肉体労働する必要が少なくなってきました。

ですから、余計に低体温にならないことを意識して、積極的に体を動かしたり、たまには外出したりして、外の風に当たってみることも必要なのです。

ふくよかで色白なタイプには、リンパ球の多い副交感神経優位の人が多いです。いつもニコニコとゆったりとしているのはいいのですが、度がすぎるとやはり低体温の心配が出てきます。思い当たる人は生活を点検してみてください。

◉「三六・四度」が理想の体温だ！

低体温になると、病気になりやすくなることは、おわかりいただけたと思います。

では、ここで質問です。

自分の体温がどのくらいあるか、ご存じですか？

たぶん、多くの人はご存じないでしょう。しかし、病気にならない体をつくるためには、自分の平熱を知っておくことです。なぜなら、**体温は体調のバロメーター**

になるからです。

まずは三日間ほど毎日決まった時間に体温を計ってみてください。

体温は朝起きたときが最も低く、活動を開始すると徐々に上がっていきます。起床時、活動時、就寝時の三回計ってみると、動きがはっきりわかります。

三回も計るのが難しい場合は、昼食前に計るといいでしょう（特に明記はしませんが、「度」はすべて「度C」のことです）。

理想的な体温は、三六・四度です。三六・二〜三六・三度ならば健康状態と言えます。

しかし、体温が三五度台の人は、何かストレスを抱えているかもしれません。ストレスの原因を探り、今のうちにそれを改める生活を心がける必要があります。

もし、体温が三四度台だとしたら、何か大きな病気や症状が現れる寸前か、すでに現れている状態だと思います。

症状が現れていない人も、さっそく本書で紹介する免疫力を高める習慣を始めてください。

「あなたの平熱」は理想の体温？

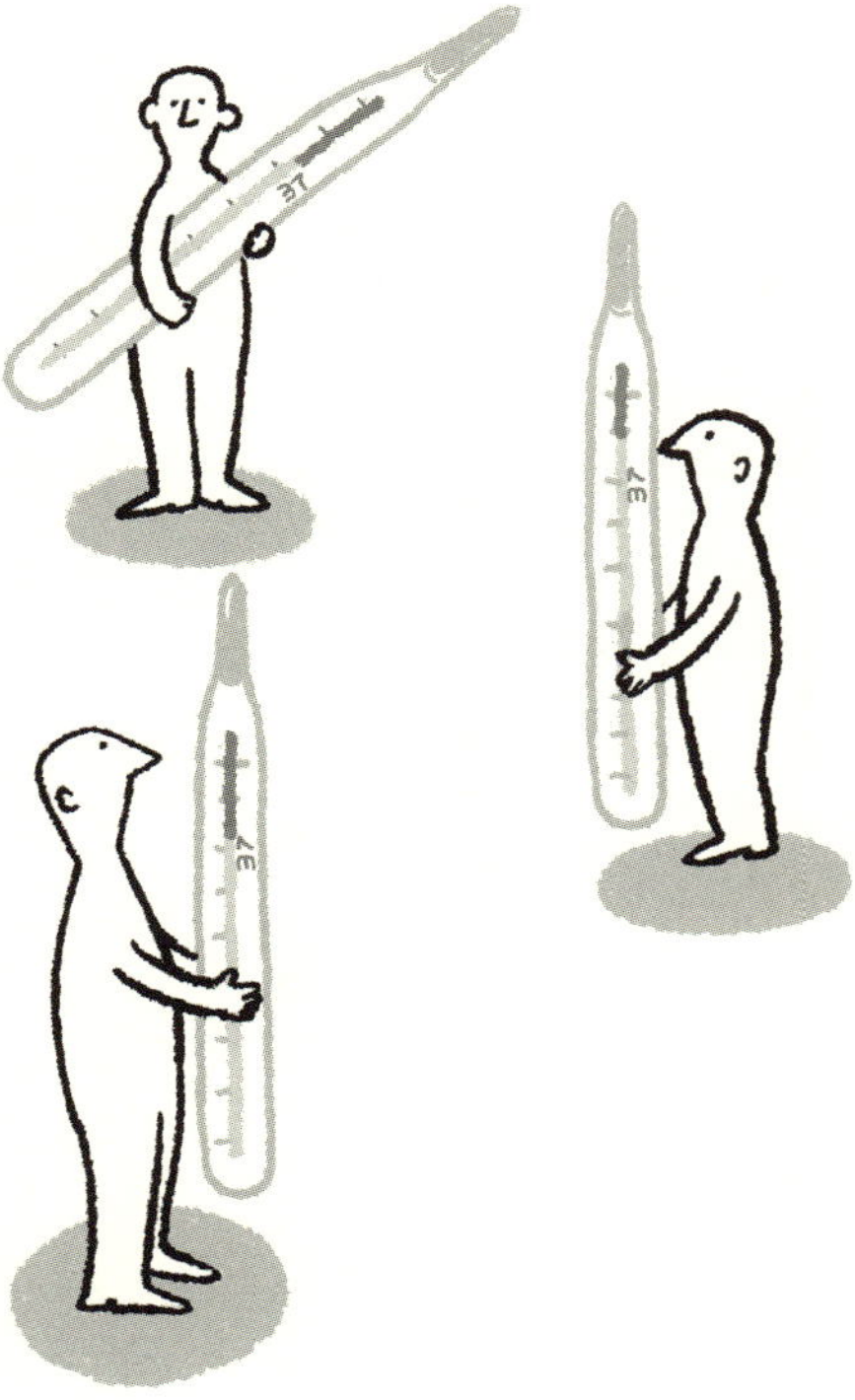

ここでは、わきの下（腋窩《えきか》）で計る体温を前提にしています。わきの下が三六・二〜三六・三度ならば、舌下《ぜっか》や直腸では三六・五〜三六・七度ぐらい。そうすると、体の深部では三七・二度になっているはずです。

人間もそうですが、哺乳類は恒温動物。周囲の環境に左右されずに一定の体温を保持することができます。その温度が、体の深部で三七・二度なのです。

三七・二度――この温度は、生命維持活動のために働く**酵素の活動がベストな状態をつくり出す**ために設定されています。

つまり、これ以下だと酵素が活発に働かないために代謝などがスムーズに行なわれない状態となります。そのため、さまざまな症状や病気を引き起こす下地となってしまうのです。

ガン、糖尿病、アレルギー疾患などの人を調べてみると、ほとんどが低体温です。肥満なども、低体温が影響している場合があります。

典型的な例で言えば、低血圧です。

前述したように、朝起きたときが最も体温が低いのですが、それでも三五度以上あるのが普通です。低血圧の人は三四度台、極端に低い人は三三度台ということもあるかもしれません。

最近、朝起きられない子どもたちが増えています。あまり運動をしなくなったことによって、筋肉からの発熱が減少しているという傾向があるのです。

これは、副交感神経優位型の低体温が原因です。そのため、運動をしたり、体を動かしたりすることを習慣にすれば、改善できるものだと思います。

◉「体がだるい」「やる気がない」ときの対処法

聞き慣れない言葉かもしれませんが、ここ数年、「慢性疲労症候群」という病気が急増しています。

この病気は、一九八〇年代に初めて米国で報告されました。原因不明の強い全身倦怠感、微熱、リンパ節腫脹、頭痛、脱力感や思考力の障害、抑うつ等の精神神経症状などを発症します。これらの症状が半年以上と長期間続き、家事や仕事など社会生活が全くできなくなる病気です。

日本では、厚生労働省によって「少なくとも月に数日は疲労のため仕事を休まざるを得ない程度以上の疲労感」という基準がつくられています。

一般的には原因不明の新しい病気ととらえられていますが、うつ病と症状が似ているのでうつ病の一種と主張する医師もいます。また、集団発生するケースがあったために、「新たなエイズか！」とメディアに上ったこともあるようです。

じつは、**慢性疲労症候群も低体温が原因**です。

楽をして筋肉を使わなくなり、低体温になるのと同時に、筋力が衰えて重力に逆えなくなってしまうのです。

普段、歩いたり、立ったり、座ったり……何気なく動いているときも、筋力を使っています。それができなくなってしまうのです。この病気になると、寝たきりになってしまいます。

今、この不思議で恐ろしい病気が日本、米国、ヨーロッパで爆発的に増えているのです。いわば、豊かさの病気だと思います。

病院では対症療法として薬を出しますが、意識的に体を動かしたり、運動をしたりしない限り、根本的な治療は望めません。

◉玄米食――「人生の悪循環を断ち切る」食事

慢性疲労症候群の人々を調べてみると、「甘いもの好き」がほとんどでした。毎日ケーキ、チョコレート、清涼飲料水を食べたり飲んだりしている人が大半だったのです。

中には、甘いジュースを一日に三回も四回も飲む人もいました。それに、コーヒーや紅茶にお砂糖をたっぷり入れる人も少なくありません。

甘いものというのは、**血糖をすぐに上げ、すぐに下げる**作用があります。一日に何度も口にすれば、その分、血糖が上がったり下がったりする回数が増えるわけです。

本来、私たちはご飯で糖を摂っています。ご飯は消化され、最終的にブドウ糖に変化して体に吸収されます。その消化吸収に長い時間がかかるのです。

血糖が上がって下がるのも徐々にじわじわと行なわれ、決して急激に変化はしません。そのためにご飯は腹持ちがよく、お腹が空きにくいわけですが、これがとても重要なのです。

反対に、甘いものを好む人はすぐにお腹が空いてしまいます。お腹が空くから、また甘いものを食べたくなります。こうして、急激な血糖の上がり下がりが習慣になり、甘いものでしか血糖を保てなくなってしまうのです。

そうすると、今度は身を守るために体を動かさなくなります。なぜなら、動くと血糖が使われるからです。体はそれをわかっています。ですから、なるべく動かずに糖の消費を防ごうとするのです。

「甘いものを食べる→動かない→筋力が衰える→低体温→慢性疲労症候群→動かない……」

こうした悪循環に陥ってしまうのです。

この悪循環を絶ち切るために一番いいのが「玄米食」です。

玄米は、最も消化に時間がかかる食べものです。長時間かけて血糖を上げ、長時間かけて下げます。

私も以前から玄米を主食にしていますが、間食などしなくても、途中でお腹が空くようなことはありません。疲労感を覚えることもなく、体温も三六・四度と理想的な数値を保てます。

玄米が無理ならば、白米やうどん、そばなどでもよいでしょう。玄米よりは消化吸収の時間が早いので、お腹が空いてつい甘いものを食べたくなるかもしれません。どうしても食べたくなったときであっても、精製された砂糖（白砂糖）は避けるようにしてください。血糖を最も急激に上げ下げする食品だからです。

◉安保流「万病を防ぐ生き方」

高齢になるにしたがい、最も心配なのはやはりガンでしょう。

この章の最後に、ガンと低体温についても説明しておきましょう。

ガン細胞は、栄養を取り込むために自分で血管をつくることはご存じの方も多いことでしょう。これを「新生血管」と言っています。

独自に血管をつくる能力があるなんてガン細胞は頭がよくて強靭、といったニュアンスで説明されがちです。

このことから、「ガン細胞はこの血管を通じて栄養や酵素を取り入れている。だから、栄養を取ったらどんどんガン細胞を増やすようなもの」と思っている人も少なくないようです。

これは、全くの誤解です。

私たちの体は、約六〇兆個という多数の細胞から形成されています。それぞれの細胞は、ミトコンドリアを使って必要なエネルギー（ＡＴＰ）を獲得しています。息を吸ったときに酸素を取り入れ、栄養分を燃焼させてエネルギーに変換する場所が、各細胞のミトコンドリアなのです。

ガン細胞も一つの細胞に違いありませんので、細胞質にはミトコンドリアが存在しています。

ただし、ミトコンドリアの数は通常の細胞に比べて五分の一ほど。この数が少ないということは、それだけエネルギーも少ないということです。

つまり、**ガン細胞は、酸素を燃焼させて得るエネルギーを使って生き延びているのではない**、ということがわかってきたのです。

私たちの体の細胞には、酸素の燃焼以外にもう一つエネルギーを生み出す回路があります。それは、糖分を分解して乳酸をつくる解糖系の回路です。

たとえば、酸素を取り込まなくても、一〇〇メートルくらいならば全力疾走できます。この場合、乳酸という疲労物質が溜まって体はくたくたになります。

ただ、疲労物質は溜まるけれども、エネルギーは発生するのです。「健康のためにエアロビクスや水泳などの有酸素運動をしましょう」などと言われるのは、この疲労物質を溜めないためです。

ガン細胞は、この解糖系の回路を使って生き延びているのです。そのため、**ガン細胞は、酸素ではなく糖分を必要とします**。

「ガン患者はあまり糖分を摂らないほうがいい」と言われる根拠がここにあります。

とはいえ、ご飯もパンも、炭水化物は分解されてすべてブドウ糖になるのですから、ケーキや甘いお菓子を食べすぎないといった単純なことではありません。

では、酸素なしで生きられるということは、どういうことでしょう。

簡単に言えば、**「ガン細胞は低体温状態が一番好き」**、だということです。

ガン細胞が増殖するときは、血行が悪いときなのです。

ガンの末期になると、酸素も取り入れられないためにエネルギーが生産できなくなります。栄養もなくなってやせ細り、血流が行き届かないため、皮膚はどす黒くなるのです。

それなのにガン細胞はどんどん増殖していきます。最後は全身ガンだらけになって死んでいくことになるのです。

ガン細胞にとっては、この**血流の滞った時期が一番暴れまわりやすい**と言えます。

こうした状況になるのは、ほとんどは体に負担のかかる手術や抗ガン剤治療を行なった後に現れやすいのです。

ですから、ガンにかかった場合、極力このような体に負担のかかる治療はやめて、ガン細胞が暴れにくい血行のよい体内環境をつくることが重要です。

私たちの体の中には、HSP（ヒート・ショック・プロテイン）という蛋白質があります。これは、不良蛋白を修理して元の元気な細胞に戻す役割をしています。愛知医科大学医学部の伊藤要子博士によると、この**HSPは、体を温めると最も多く産出される**そうです。

温泉などで体を温めて病気を癒す「湯治」には、先人の知恵があったわけです。昔の人は、農作業の間に一〇日前後の湯治をしていたようですが、じつに理に適っています。伊藤氏の研究によると、HSPの量が、そのぐらいの日数でピークに達することがわかったからです。

元気な人であれば、二泊三日程度の温泉旅行でも十分効果があります。病気の人は一～二週間の温泉療養が適切とされています。

また、自宅でその効果を得るには、**週二回ほど四二度と高めの湯に一〇分くらい浸かってもいい**でしょう。入浴前、必ず水分補給（五〇〇ミリリットルを目安）をすることが鉄則です。

体を温めることの有効性は、今後もさまざまな研究から明らかにされていくことでしょう。ガンや生活習慣病にならずに健康長寿を目指すためには、普段から平熱を三六・四度前後に保つことが鍵となります。

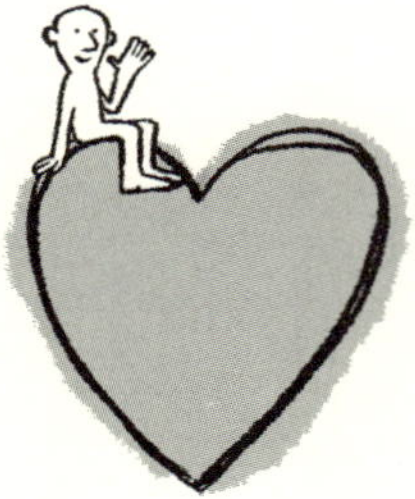

3章

「糖尿病、高血圧、アレルギー……」を撃退する法

治癒力――「病気を寄せつけない体」づくり

◉その「体の痛み」は何のサイン？

この章では、最近増加傾向にある病気から、年を取るとかかりやすくなる病気などを取り上げ、個別に述べていきます。

これまで、すべての病気はストレス・低体温が原因で発症することをご説明してきました。

基本的に、胃潰瘍もガンも発症するメカニズム自体は同じです。つまり、「ストレス→交感神経緊張→顆粒球増多→組織障害」という具合に、交感神経の緊張がもたらす病気ということです。

また、反対にリンパ球が過剰な副交感神経緊張状態でも病気になることがあります。花粉症やアトピー性皮膚炎などアレルギー疾患がその代表です。

ですから、病気にならない体をつくるためには、「自分の活動エネルギーに見合った白血球数を保ち、リンパ球三五%と顆粒球六〇%の比率を崩さないようにして免疫力を落とさない」ことが大切なのです。

生活を振り返って何がストレスなのかを探し出し、それを取り除くような生活に切り替えることは最も重要です。

しかし、「ストレス」と一言で言っても、このストレスを特定することが意外に難しい場合もあるということです。

ですから、それはそれとして、**とりあえず「体を温める」こと**を心がけてみてください。交感神経緊張状態の体調が続くと、血流が滞って低体温になるからです。

逆に言えば、**「低体温は病気の温床だ」**ということです。

ですから、腰痛だったらとりあえず腰の部分を温め、糖尿病やパーキンソン病などの全身病だったら局部ではなく、なるべく全身を温めることを心がけてみる、ということです。

そして、急性期の激しい症状、たとえば痛みや発熱などを除いては、薬物治療をしないことです。

現在、服用している人は、ご自分がどのぐらいの期間飲み続けているかを計算してみてください。

薬を服用することで、他の病気を発症していないでしょうか？

少しでも思い当たる人は、すぐに薬の服用をストップすることです。薬による病気の悪循環に踏み込んでしまっているからです。

前述したように、**痛みや発熱は、体が自ら行なっている生体反応、いわば「体自身の治癒行為」**なのです。

現代医療での「治療」は、こうした「体自身の治癒行為」を「症状」と称し、それを取り去ることを目的にしています。

これが「対症療法」と言われている所以《ゆえん》です。そして、この「治療」が体にとってストレスにもなってくるのです。

私が、個別の病気の説明に入る前に強調しておきたかったことはそのことです。

まず、体の「治癒力」を信頼しよう

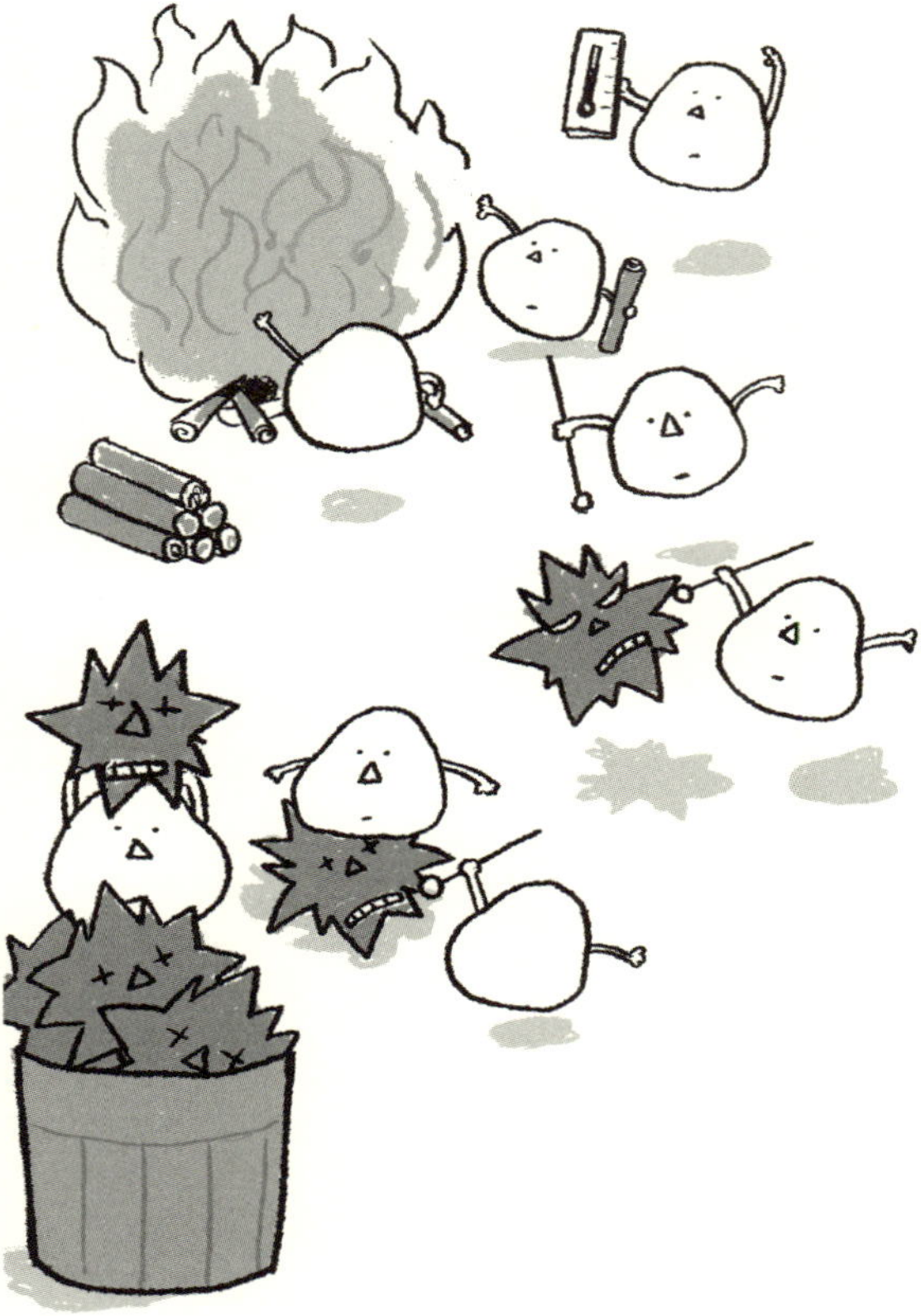

心配事や働きすぎの状態などのストレスはすぐに思い浮かぶかもしれませんが、このような「治療」に対しては思い至らない場合も多々あります。「いいことをしているはず」という思い込みや錯覚があるからです。

現代医療の「治療」は、交通事故や感染症など、一刻を争うような場合のみ、意味があります。

ひどい痛みや高熱が生体にとって極度のストレスになる場合、それらを取り除くことを何よりも優先しなければならないときもあるのです。

しかし、現代医療における間違った「治療」がストレスとなり、さらに慢性化、難治化させてしまっているという現実もあります。その事実に目を向けながら、この章をお読みいただければと思います。

いずれの場合にも「体を温める」ことは、どのような病気治療にも、また健康維持にも共通していることなので、特にここでお話ししておきました。

では、それぞれの病気の特性を交えて具体的にご説明していきましょう。

「現代の病」を撃退する法

◉「ストレスの三要因」を追放！【「糖尿病」撃退法】

現在、糖尿病の患者は予備群を含めて約一四〇〇万人。つまり、一〇人に一人は糖尿病、及び、その予備群なのです。「国民病」と呼ばれるほど増加の一途をたどっています。

わかりやすく言えば、**糖尿病とは、血糖値が異常に上がる病気**のことです。

糖尿病は、西洋医学の考え方では、生活習慣病ととらえています。そのため、生活習慣を正しくし、「肥満」を改善すれば、治るとされているのです。

体重を落とすための食事療法や運動療法、それでも無理な場合はインスリン投与をするのが一般的な治療法となっています。

しかし、欧米人などと違い、日本人の場合、糖尿病が肥満によって引き起こされるケースは、それほど多くないと私は考えています。

たとえば、アメリカ人で糖尿病を患っている人は、ほとんどが力士のような巨漢です。こうした人には、食事制限・運動療法が必要なことは言うまでもありません。

しかし、日本人で糖尿病を患っている人を見ると、アメリカ人のような巨漢な人はまれで、せいぜい小太りの人が大半です。肥満のレベルがまったく違うのです。

それでも、日本では無理な食事制限や運動療法が行なわれているのです。私から見れば、それだけでストレスになってしまうのではないかと心配しています。

私は、**糖尿病も、交感神経優位の体調がつくり出す病気**だと考えています。

糖尿病が発症する過程を簡単にご説明しましょう。

何らかのストレスによって、顆粒球が増えると、交感神経が緊張状態になります。

「①インスリンの分泌を抑制②血流障害を引き起こし、腎臓細胞に障害を与える→③過剰に増えた顆粒球が消滅する際、活性酸素を放出して組織障害を引き起こす」

だいたいこのような経過をたどり、体の他の部位にも影響を及ぼします。

交感神経緊張状態がなぜインスリンの分泌を抑制するのかについて、少し補足をしておきます。

食事をすると、血液中にブドウ糖（グルコース）が増加します。ブドウ糖の量を計測することによって、糖尿病であるかどうかが診断されるわけです。

血液中のブドウ糖の量は、間脳にある視床下部によってコントロールされています。血液中にブドウ糖が増えると、視床下部は膵臓《すいぞう》にインスリンを分泌するように指令を出し、血糖を下げます。

インスリンは、筋肉や脂肪組織にブドウ糖を送り込むために働くホルモンです。だから、インスリンがうまく分泌されないと、各細胞や組織はブドウ糖からエネルギーを吸収できなくなってしまうのです。

インスリンの働きを促す視床下部は、自律神経の支配を受けています。そのため、**ストレスで交感神経緊張状態となると、インスリンが正常に分泌されなくなります。**その状態が長く続くと、血中のブドウ糖濃度が増して糖尿病を発症するのです。

視床下部がインスリンをうまくコントロールできないのは、症状にすぎません。

原因は何らかのストレスであり、それを解決することが第一です。

過度な食事療法や運動が逆にストレスになるのではないか、と私が危惧するのはこうした理由からです。

実際、糖尿病患者のリンパ球と顆粒球の比率を調べたデータがあります。健康な人では三九％対五四％、糖尿病の人では二二％対七二％。主にこうした結果が出たのです。

このことから、糖尿病患者は、極度に顆粒球が増えすぎた状態であり、リンパ球減少の免疫抑制状態に陥っていることがわかります。もうおわかりだと思いますが、**糖尿病を防ぐためには、ストレスをためないこと**が大切なのです。

◉「自律神経のバランス」に着目！【「高血圧」撃退法】

高血圧も、糖尿病が発生するメカニズムと同じです。つまり、その予防法も、**ストレスをためずに、顆粒球が増えすぎないよう、バランスの取れた生活を送る**ことが第一です。

気をつけなければならないのは、今、高血圧のため、薬を飲んでいる人です。

そもそも、血圧というものは、高齢になるにしたがい、誰もが少しずつ高くなります。それは、一種の生理現象なのです。

それなのに、ちょっと血圧が高いと、現代医療の医者たちはすぐに「血圧降下剤」を出したがります。そして、「血圧の薬は一生飲まなければなりません」など と脅すものだから、「真面目な人」ほど言うことを聞いてしまうわけです。というのは、真面目な人「真面目な人」は、本当に気をつけてほしいと思います。ほど、「医者が言うことだから正しい」と頭から決めつけてしまい、それをあたかも自分の判断かのように錯覚してしまう人が多いからです。

医者が言うことをそのまま受け取ってしまう――。

そんな思考停止の状態になることはとても危険なことなのです。

あなたも、これを機に、冷静に自分自身を振り返ってみてください。

話を血圧降下剤に戻しましょう。

薬を飲んでいるうちに、心配事もなくなって正常血圧になったとします。それでやめておけばまだいいのですが、医者は「よくコントロールしていますね。このまま続けましょう」となるのです。

ここで「真面目に」**薬を飲み続けると、血圧が下がりすぎて手足の末梢《まっしょう》まで血流がいかなくなります**。すると、低体温となり、次にくるのが目と耳の病気です。目と耳は、手足と同じく末梢部分ですから、耳が遠くなり、目がかすむといった症状が現れてくるのです。

すべては血圧の薬を飲んでいることが原因です。

血圧を下げるには、何度も述べているように、生活を振り返ってストレスを取り除くことが第一です。

どうしても薬に頼らざるを得ない人は、一時的に飲んだとしても、落ち着いたら必ず服用を中止することが肝心です。そうでないと、病気の連鎖に陥ってしまうことを覚えておいてください。

◉まず「甘いものを控える」＋「歩く」【「花粉症」撃退法】

近年、花粉症やアトピー性皮膚炎に悩む人が急増しています。特に、花粉症にかかる人の数は年々増えており、毎年、春先になると、マスク姿の人を大勢見かけるようになりました。

花粉症もアトピー性皮膚炎も、いずれも「アレルギー疾患」です。ほかにも、気管支喘息が代表的で、高齢者になると、アレルギー性気道炎症、アレルギー性肉芽腫性血管炎、アレルギー性薬剤性肝炎など、ちょっと聞き慣れない病気になる人も出てきます。

そもそも、アレルギー疾患とは何でしょうか？

アレルギー疾患とは、体内に侵入してきたなんらかの**異物を、リンパ球が抗原（病原体）と認識するため、体の外に排除しようとする反応**のことです。

たとえば、花粉症の場合、スギ花粉やハウスダストが体内に侵入してきた異物となります。抗原は人によって異なります。同じようにスギ花粉を取り込んでも症状が出ない人もあれば、ひどいアレルギー反応を起こす人もいます。

健康であれば、花粉が体内に侵入しても反応をしないのですが、副交感神経が優位になりすぎると、**リンパ球過剰体質となり、多少の刺激にも反応し、くしゃみやかゆみといった症状として現れる**のです。

これらの症状は、不快ではあっても、痛みなどと同じくあくまでも生体反応です。そのため、本来であれば治療の対象にはなりません。

ところが、現代医療では抗ヒスタミン剤やステロイドホルモンでこの症状を抑え込もうとします。

確かに、薬によって、一時的に症状はおさまります。しかし、それが引き金となり、花粉症が治っても、アトピー性皮膚炎となったり、気管支喘息を引き起こしたりといったように、アレルギー反応がぐるぐると巡回するだけで、いっこうに治らない状態となります。これを、「アレルギーマーチ」と言います。

何度も述べているように、病気の大半は、ストレスによって顆粒球優位の交感神

アレルギーは「薬では治らない」！

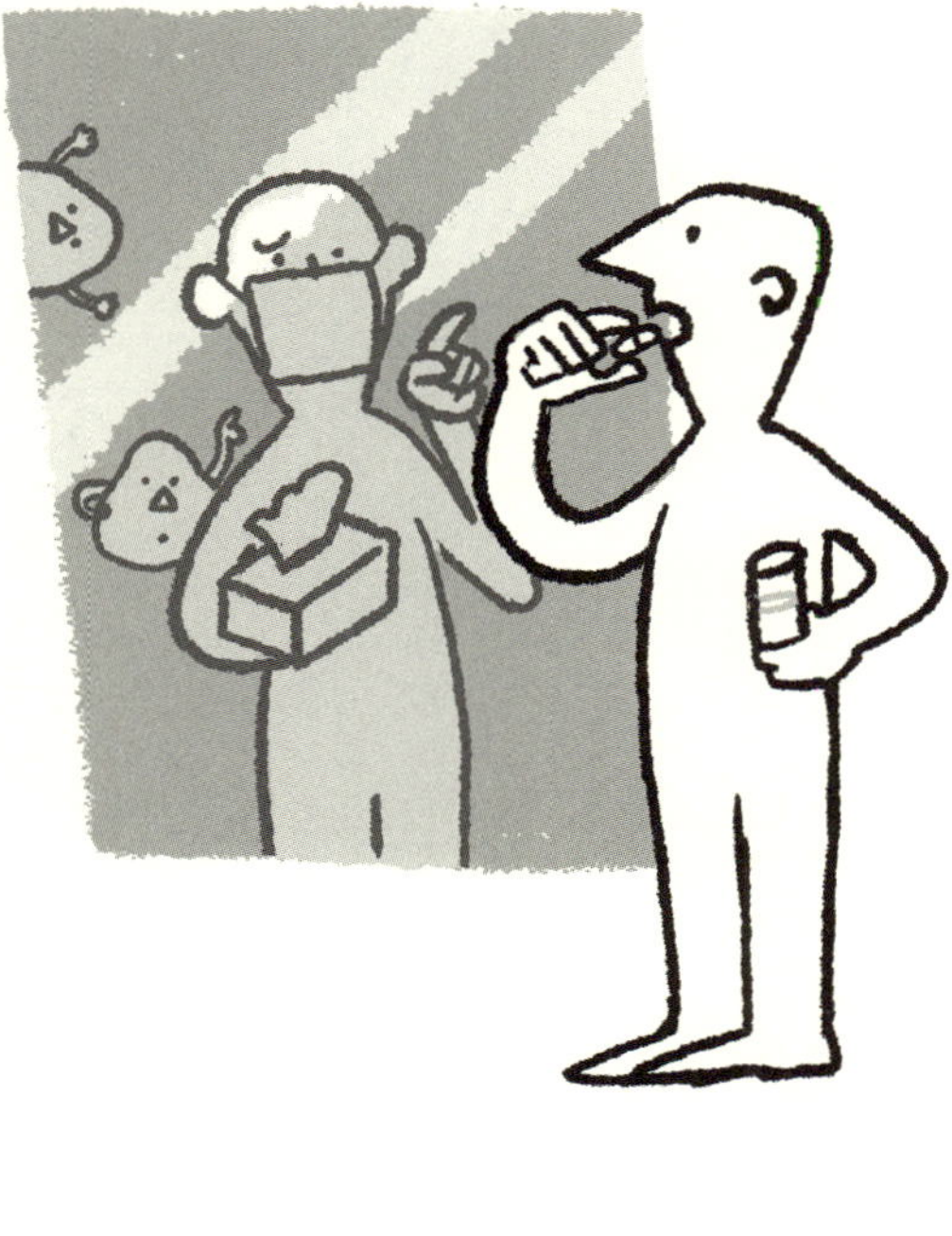

経緊張状態によって引き起こされます。極端な例ですが、ガンになったということは、交感神経緊張状態であるということがわかったことになるのです。

しかし、このアレルギー疾患の場合は、顆粒球優位ではなく、逆に副交感神経緊張でリンパ球優位の体内環境によって発症します。

アレルギー症状とは、**ストレスから解放されようとする強力な「副交感神経反射」**だと言えるでしょう。

大量の花粉が飛散し、もはや外出するのもいやだという人もいるでしょう。苦しい症状を少しでも和らげようと、薬に頼る気持ちもわかります。

それでも私は、あまりにも、病院でもらう抗ヒスタミン剤に頼りすぎているのではないかと不安を覚えるのです。

まず、自分自身がリンパ球体質であることを自覚することが先決です。これは、顆粒球が多くて組織障害を招くよりは長生き体質であると言えます。いいことでもあるのですが、過ぎたるは及ばざるがごとし、です。

花粉症などのアレルギー疾患の予防対策は、ストレスを取り除き、副交感神経優位で**リンパ球過剰体質に傾いた自律神経のバランスを整えること**です。抗原だけでなく、ストレスもアレルギーの発症要因になるからです。

交感神経と副交感神経は、通常、拮抗《きっこう》関係にあります。シーソーのようにバランスを取りながら、体に働きかけているのです。

それが、どちらか一方に偏り続けると、もう一方の神経タイプに戻りにくくなってしまいます。そうなる前に、手を打つことです。

では、具体的に何をすればいいのでしょうか?

一つは、**甘いものを控えること**です。なぜなら、甘いものに含まれる砂糖は、副交感神経を刺激し、リンパ球を増やすからです。頻繁に甘いものを取っている人は、リンパ球体質に偏っていると言えるのです。

お勧めは、玄米菜食の食事です。続ければ、自律神経のバランスが整っていきますので、必ず効果が出ます。

二つめは、ウォーキングや体操など、**運動をする習慣をつくること**です。副交感神経優位になるのは、日頃、運動をする習慣がなく、楽をしすぎている結果でもあるのですから。

三つめは、**「体を温める」習慣――入浴法**です。シャワーで済ませるのではなく、お風呂にゆったりと浸かることが大切です。**四二度と高めのお湯に一〇分くらい浸かってみてください。**

◉「日光の力」をフルに生かす！【「子どもアレルギー」撃退法】

ところで、近年、子どものアレルギー疾患がなかなか治らず、症状が重くなるといった現象が起こっています。

もっとも、子どもの頃は誰でも、圧倒的にリンパ球優位の状態であるため、アトピー性皮膚炎や小児喘息《ぜんそく》などのアレルギー疾患にかかる子が多いのも不思議ではありません。

通常は、一五歳くらいから徐々に顆粒球とリンパ球の割合が近づき、二〇歳前後にその割合が逆転するため、アレルギー疾患が自然と治るケースが多かったのです。

ところが最近では、成人以降になってもアレルギー疾患を引きずってしまう人が増えているようです。

なぜ、いつまでも副交感神経優位の状態から抜け出せないかと言えば、私は**「運動不足」と「過食」が原因**だと考えています。

飽食の時代と言われるように、日本はとても豊かになりました。食べ物が満ちあふれ、生活も便利になったため、意識して体を動かさなければ、どんどん副交感神経優位に傾く傾向にあります。

特に最近は、外で遊ぶ子も少なくなり、遊びと言えば、家でゲームばかりしている子が多いと聞きます。それに加え、お菓子やジュースなど、つねに甘いものに囲まれた生活をしているのでは、体のバランスが崩れないほうがおかしいのです。

もちろん、子どもにもストレスはあると思いますが、それ以上に、運動不足と過食のほうが問題だと思います。

子どもは子どもらしく、太陽の下で元気に遊ぶことが重要です。家の周りに遊ぶ場所がないのであれば、せめて散歩をするなど、**日光を浴びる機会を増やすこと**です。それによって、交感神経を刺激するのです。

また、食事については、玄米菜食が理想ですが、まずは、好き嫌いをせず、きちんと三食、しっかり食べることです。そして、できるだけ甘いものを控えることに尽きます。

子どもの健康は、親が守る――。子育て中のお母さんには、そうした意識で、親子一緒に体質改善に取り組んでみてください。

◉「寝る前の一〇分ストレッチ」が効く【「骨粗鬆症」撃退法】

骨粗鬆症《こつそしょうしょう》は、「増加の一途」と言われている病気ですが、じつは日本人にはそれほど多くはありません。

意外に思われる人も多いでしょう。これから順を追ってご説明します。

骨量は、成長期に増加して三〇～四〇代でピークを迎えます。その後は、だんだん減少していくのが普通です。

しかし、その減少率が大きすぎる場合、骨粗鬆症として治療を始めるのが現代医療での対応です。「治療しなければ骨折して歩けなくなり、寝たきりになってしまいますよ」というのが医者の決まり文句です。

一般的な治療としては、カルシウムの薬剤、そしてカルシウムの吸収率を高めるためのビタミンDの薬剤が使用されます。

しかし、これらの薬が問題なのです。どちらも、交感神経を刺激して、顆粒球を増やします。そのため、組織障害を起こして血流を悪くさせてしまう、あるいはほかの病気を招いてしまうのです。つまり、ほかの薬と共通の現象です。

これらの薬剤で、骨粗鬆症が治った人がどれほどいるのか、私には疑問です。

日本人に比べ、アメリカでは骨粗鬆症になる人がとても多いです。乳製品からのカルシウム摂取量はアメリカ人のほうが断然多いのに、なぜでしょうか?

カルシウムの摂取量で骨粗鬆症の罹患《りかん》率を想定することは不可能なのです。

「骨粗鬆症にならないために、毎日、牛乳などでカルシウムの摂取を」というスローガンは、病院でも保健所でもマスコミでもいたるところで聞かれます。でも、一概には言えないのです。

骨は、カルシウムとリンからつくられますが、**摂取したカルシウムがそのまま骨になるかと言えばそうではありません**。摂取したカルシウムは、細胞に一度取り込まれて燃焼されます。これを「カルシウム・インフラックス」と言います。

そして、蛋白質をリン酸化で利用し、残った老廃物がリン酸カルシウムです。ここでようやく骨になる成分ができあがるのです。

つまり、アメリカ人のように大量に乳製品でカルシウムを摂取しても、運動不足ならば骨粗鬆症になってしまうのです。日本人に比べると、アメリカ人の肥満はスケールが違います。それだけ慢性運動不足の人が増え、骨粗鬆症の罹患率も高まるという図式です。

カルシウムが含まれている食品は、乳製品ばかりではありません。海藻、小魚、ひじき、ゴマ、それにほとんどの野菜やミネラルウォーターにも含まれています。

乳製品ばかりがクローズアップされるためにカルシウム不足ではないかと錯覚しがちですが、本来、**日本人はカルシウム不足とは無縁**なのです。

大切なのは、運動をすることです。

運動をすれば全身の血行がよくなり、代謝が高まります。すると、カルシウムがリン酸カルシウムに変化し、骨に取り込まれるのです。骨が丈夫になって骨粗鬆症知らずになるのです。

朝と夜一〇分ずつのストレッチだけでも効果的です。毎日少しずつでもいいですから、続けることが、骨粗鬆症の予防対策です。

痛みがある場合は無理をせずに、できる範囲で行なってみてください。

でも、痛みは後述するように血流回復のサインです。体が自ら治療している証しです。最初は少し我慢しながら行なうと、あとはずっと楽になります。

◉「生き方を点検する」いい機会【「耳鳴り、めまい」撃退法】

まず強調しておきたいことは、**耳鳴りもめまいも、「血流回復反射」**だということです。つまり、なんらかのストレスが原因で血流障害を起こしていたのが、解放されて血流が戻ったときに引き起こされる症状なのです。

耳鳴りは中耳や内耳に血流が回復したためジーンとなり、めまいは三半規管に血流が回復したためにグラッとくるのです。多くの場合、体がリラックスした状態に起きています。

忙しかった仕事が一段落したときとか、仕事が終わった夕方とか、寝床に就いたときとか、朝方とか。夢中で働いたり、作業に集中したりしているときには症状はあまり出ません。

したがって、これらの症状が出た場合は不安を抱かず、「ああ、これは、**血流がよくなっているんだな**」と心を落ち着かせてください。「生活や生き方に無理がないかどうか、点検してみるいい機会」というくらいに考えればいいでしょう。

そして、消炎鎮痛剤や血圧降下剤など、血流を止める薬を飲んでいないかどうかを確認してみてください。血圧降下剤には利尿作用が激しいものがあり、脱水によって血流を阻害してしまうのです。

◉最初に「自分はどちらのタイプ？」を確認【「不眠」撃退法】

ふとんに入っても、なかなか寝つけない——。そうした人が増えているようです。

不眠症の原因は主に二つあります。交感神経緊張型と副交感神経緊張型です。

交感神経緊張型は、なんらかのストレスを抱えてあれこれと思い悩み、**頭が冴えて眠れなくなるタイプ**です。高齢者には、けっこう多いです。

副交感神経緊張型は、日中、あまり運動や作業をしないため、**疲れないから眠れないタイプ**です。

不眠と言っても、それぞれのタイプで原因は百八十度違うわけです。

それをいっしょくたにして、現代医療では睡眠薬や抗不安剤で治療しています。

これらの薬は、脳に働きかけて神経伝達ブロックという仕組みで入眠させます。

脳に働きかけるので、必ず「興奮状態」が残ります。そのため、副交感神経緊張型の不眠も、薬によって交感神経緊張型に移行していきます。

薬を使うと、どちらのタイプかわからなくなってしまうこと。また、これらの薬には依存性が強いことがやっかいです。

中には、一〇年も二〇年も使い続けている人もいます。すると、今度は「薬がやめられない」ことがストレスになってくるのです。一度にやめることが無理でも、徐々に減らす努力は大切です。

私は、それぞれのタイプ別に次のようなアドバイスをしています。

まず、「頭が冴えて眠れない」ときの対処法です。

このタイプは、脳が興奮状態にありますから、それをさましてあげることが必要です。

まず、寝床に横になり、深呼吸をします。鼻から大きく吸って、口を細めて少しずつ吐き出していきます。これを眠るまで続けます。

息は、必ず鼻から吸ってください。

不安や心配事があると、自然と浅く早い呼吸になりがちです。これを意識して深い呼吸に切り替えるのです。

「朝までグッスリ眠る」習慣

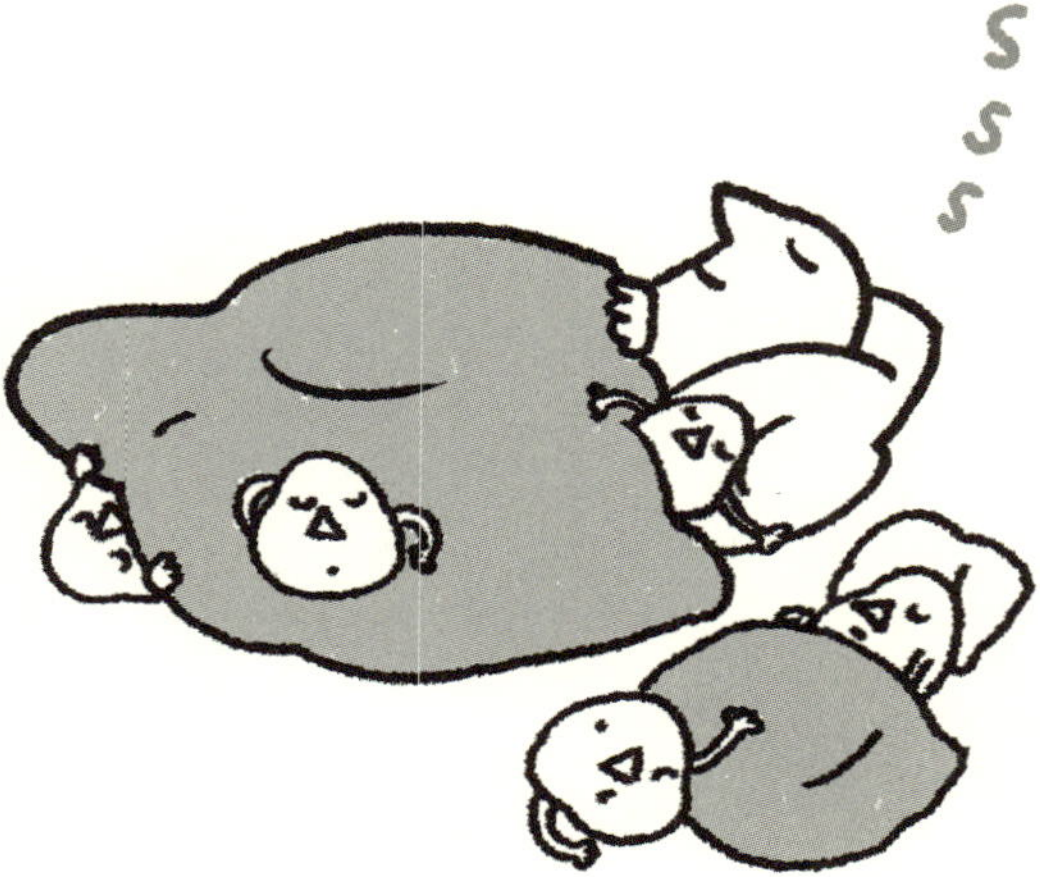

深く息を吸うと、酸素が大量に取り込まれます。このとき体は驚き、入ってきた酸素を排出しようと働くので、副交感神経が刺激されるのです。すると、次第にリラックスすることができ、眠りに入れるのです。

次に、「疲れないから眠れない」ときの対処法です。

このタイプの人は、まず、日中に体を動かすことが第一です。

一番、手軽にできて効果があるのは、階段上りです。

散歩を一時間しても疲れないのに、ビルの階段を一階から五階まで上るだけで疲れるのは、重力に逆らう行為だからです。

もちろん、散歩でも構いません。ただし、速足で行なうことを心がけてください。神社や公園など、なるべく階段のある場所をコースに選ぶといいでしょう。

部屋で行なう運動では、仰向けになって宙に脚を放り投げ、回転させる「自転車こぎ運動」がお勧めです。

この運動は、足、腰だけでなく、腹筋も鍛えられます。最初は二〇～三〇回を目標にやってみてください。慣れてきたら、徐々に回数を増やし、最終的に一〇〇回を目指してください。

◉「三〇分早く寝る習慣」のすごい効果【「白内障」撃退法】

白内障は、眼球の水晶体が白く濁ってしまう病気です。進行すると光が入らなくなり、視力が低下していきます。

光が乱反射するため、まぶしく感じるようなこともあります。太陽がさんさんと降り注ぐ中で雪を見ると、まぶしくて目を開けていられないといった状態を経験したことはないでしょうか。それが日常ともなると、とても不便です。

白内障の主因は、**活性酸素による蛋白質の変性**です。たとえば、卵の白身を思い起こしてください。酢と混ざったり、ずっとそのまま放置して空気にさらしたりしておくと、白く濁ってきます。

それと同じ状況が眼球で起きているわけです。水晶体も本来は無色透明ですが、白内障になると白く濁ってくるのです。

交感神経緊張状態で生活していると、体内には活性酸素が多くなります。この活性酸素が蛋白質を変性させて白く濁らせるのです。

つまり、四〇〜五〇代の働き盛りの人がよく白内障になるのは、**働きすぎやストレスが原因**で、体が交感神経緊張状態にあるということです。こうした生活や生き方を変え、**活性酸素の量を減らすことが先決**です。

では、定年退職をして無理をしていないのに、白内障になってしまったような高齢者の方は、何が原因なのでしょうか？

私は、何らかの薬物が原因だと考えています。高齢者の人に多いのは、降圧剤や抗不安剤、あるいは消炎鎮痛剤などを常用することで、交感神経緊張状態となり、活性酸素が多くなってしまっていることが多いのです。

ですから、白内障の予防には、活性酸素を多量に発生させてしまう体内環境を変えること以外にありません。

原因は、ストレスの多い生活や生き方であったり、薬の常用であったりしますが、それらを取り除くことです。

対症療法の薬で一時的に進行を抑えたとしても、本来の原因を取り除かなければ再発を繰り返すだけです。

また、症状が進行した場合、現代医療ではプラスティック製の人工レンズに取り替える手術が行なわれています。簡単な手術とは言われていますが、自然でないものを人体に埋め込むのですから、私は賛成できません。そこまで進行する前に、ぜひ根本的治癒を目指してください。

◉「目のむくみ」を取る体操【「緑内障」撃退法】

一方、**緑内障は、眼圧が上昇することによって視神経が圧迫される病気**です。瞳孔が緑色に見える例があったため、この病名がつけられました。

緑内障の原因は不明とされていました。しかし私は、**緑内障の原因はむくみ**と考えています。体液の流れが悪くなったり血流障害になったりすることによって、眼球部分にむくみが生じているのです。

そもそも眼圧は、ふだんは房水《ぼうすい》という液体で一定に調節されています。房水が一定以上になると、隅角《ぐうかく》（角膜のはしっこにある）という穴から流れ出ていく仕組みになっています。

しかし、この隅角がむくみによって塞がれると、房水が流れ出ずに眼圧が上がってしまいます。したがって、むくみを取り除き、房水がスムーズに流れるようにすることが根本的治癒につながります。具体的には、次の三つの方法です。

一、血行を悪くするような薬をやめる

二、積極的に首から上の運動を行なう（二二四、二二五ページ参照）

三、リンパ液の流れを活発にさせる

三のリンパ液の流れを活発にするには、リンパ液の流れに沿って、顔（特に目の周りを）や顎《あご》、首、最後に左の鎖骨部分を静かにさするといいでしょう。毎日、継続して行なうことが大切です。

正常眼圧で網膜がやられて視野欠損がくる緑内障が知られるようになりました。むくみのない血流障害ととらえると病気の謎がわかるでしょう。

◉「血行をよくする」免疫力【「不整脈」撃退法】

全身の血流が悪くなると、顔色も悪くなり、心臓にいく血流も悪くなります。すると、さまざまな症状が出てくるわけです。

狭心症は心筋に血液を送る冠状動脈が硬化して狭くなり、酸素不足を起こします。すると、胸部や背中に痛みを伴う発作を起こします。

心筋梗塞は狭心症よりさらに進んで冠状動脈の血液が部分的にストップし、心筋の一部が壊死《えし》してしまいます。発作は狭心症より激しい痛みとなって現れます。

こうした重篤な病気には至らなくても、近年、増加しているのが不整脈です。

不整脈とは**脈拍が多くなったり、少なくなったり、乱れたりする症状**です。通常の脈拍は、一分間に約六〇回。一〇〇回以上になると頻脈、五〇回以下だと徐脈と診断されます。この脈拍は、心臓の洞房結節《どうぼうけっせつ》という場所で発生した電気信号が心筋に正しく伝わることによって生まれています。

この不整脈、現代医療では心臓そのものの故障によって起きると考えられていますが、じつは血流障害が原因です。電気信号を発生させる洞房結節部分の血流が悪くなったために起きているのです。

そのことが正しく理解されていないために、血圧降下剤、利尿剤、抗不整脈剤、抗血栓薬と、薬づけにされてしまうのです。

何度も繰り返しているように、これらの薬は血流を悪くするのですから、逆に不整脈になりやすい体をつくってしまうことになってしまうのです。

ですから、**不整脈の根本的治療は、血流を高めること**です。そして、電気信号が正しく発生するように導くのです。

たとえば、胸部に湯たんぽや市販されているカイロなどを当てるようにします。お風呂に入るときは、湯舟に浸かるよう心がけたり、ときには温泉療法も効果的です。胸部をマッサージしたり、運動をしたり、とにかく体を温めることです。

「こり」を撃退する法

◉「筋肉をちょっと刺激」で免疫力を高める【「腰痛、肩こり」撃退法】

腰痛、肩こり、膝関節痛、椎間板ヘルニア、脊椎骨分離症、脊椎すべり症……こうした症状に悩む人はじつに多いです。

なぜこれらの痛みが発症するのでしょうか？

筋肉、骨、関節の神経と血流は密接なつながりを持っています。たとえば、筋肉が疲労して血流障害が発生すると、同じ領域として骨も関節も血流障害に陥ってしまいます。

血流障害は、顆粒球が増えすぎることで交感神経緊張状態をつくり出します。

さらに、血流障害が生じると、体が自分自身で治癒しようとする生体反応が起きます。それが、「痛み」なのです。

つまり**痛みは、体が自分で治療している状態**のこと。「ここに血流障害がありますよ。放って置くと全身に広がるので修復しますよ」という訴えのことなのです。

これが、腰痛、肩こり、膝関節痛などが起こるメカニズムです。

「しもやけ」を例に説明するとわかりやすいかもしれません。

しもやけは、寒冷で生じた血流障害と組織障害によって発症します。体内では、一時的に激しい腫れと痛みとかゆみが襲ってきます。これが、治癒としての生体反応です。腫れや痛みやかゆみは、体が自ら行なう血流回復のための治療なのです。

ですから、この腫れや痛みやかゆみを治療対象にして、つまりはこのこと自体に病名を与えている現代医療は間違っていると言わざるを得ません。

本来、筋疲労が起きた原因を解明し、その原因こそを対象にした治療が行なわれなければなりません。

このことを知っておくと、患者自身が原因を突き止め、自分で治すこともできるようになります。そのためのヒントを次に紹介しておきましょう。

血流が回復すると「体がラクになる」！

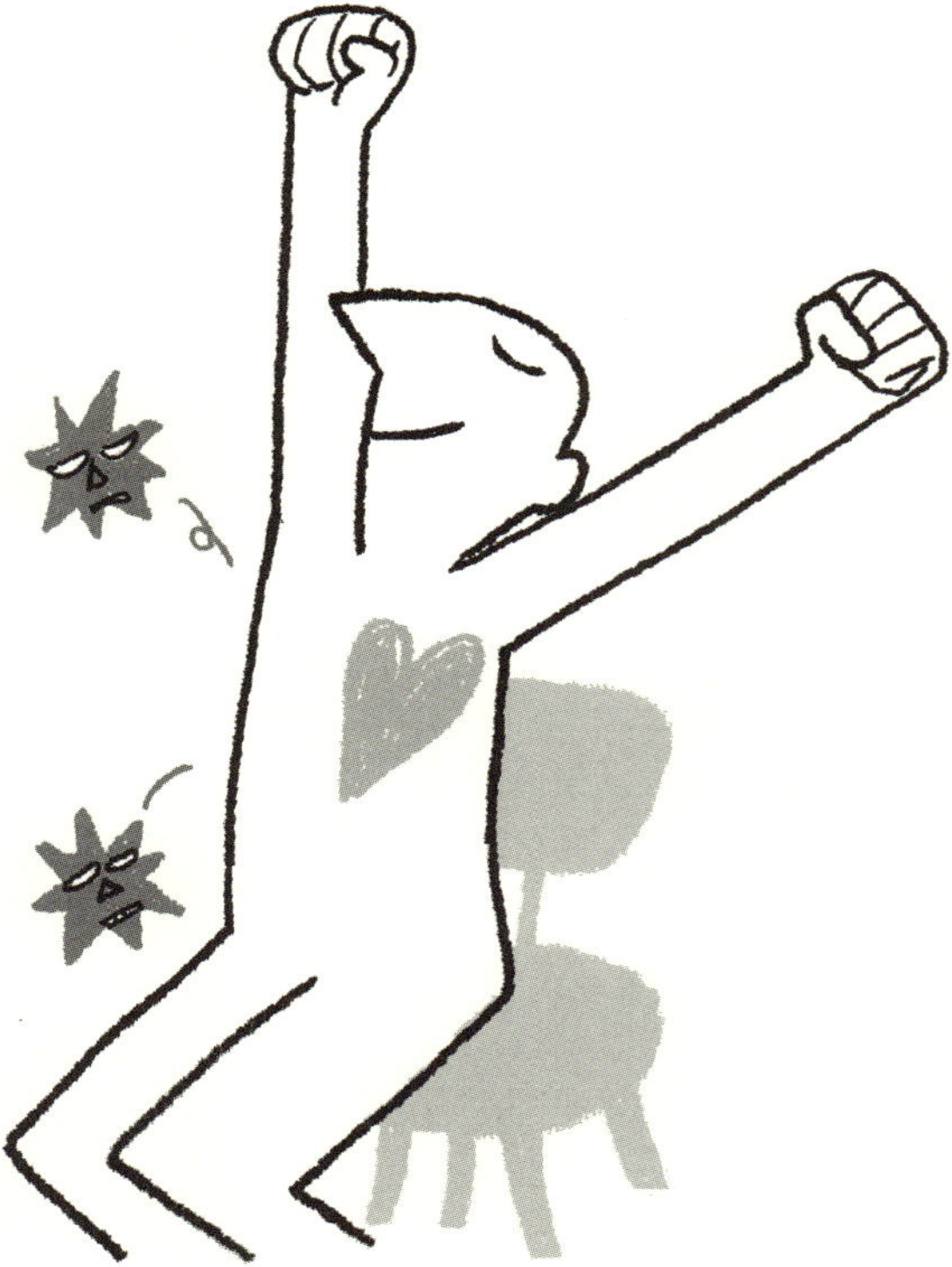

血流障害を起こす原因のほとんどは、「筋疲労」と「冷え」です。具体的に挙げると、次の場合が考えられます。

一、運動不足……肥満、痩せすぎ、加齢などによる運動不足が原因の筋疲労。日常生活も苦痛に感じるようなら、かなり全身の筋力が衰えていますので、腰、膝、肩、いずれの部位で起こっても不思議ではありません。

二、運動しすぎ……スポーツ選手などが、激しい運動を続けることによって起きる筋疲労。また、仕事がら、同じ姿勢を続けなければならない場合の筋疲労。たとえば、ずっと立ちっぱなし、ずっと座りっぱなし、中腰など。

三、薬の長期使用……消炎鎮痛剤やステロイド剤などを長く服用していると、体全体が顆粒球過多の交感神経優位の体調に偏ります。そのため、全身の血流が低下して筋肉が衰え、筋疲労を招くのです。

一、二とも、筋疲労が起きると、交感神経緊張状態になるため、血流障害となり顆粒球が増えすぎるため、運動器官の障害へと進みます。そして、交感神経優位の体調となります。

こうした体内状態のとき、便秘、不眠、高血圧、糖尿病など、ほかの交感神経緊張症状も伴うことが多くなります。別々の症状、別々の病気に思えますが、すべてつながっているのです。

では、筋疲労や血流障害を取り除くにはどうしたらいいのでしょうか？

その答えは、一つしかありません。「最初は緩やかな運動をして**血流を送り込み、**徐々に運動量を増やして**筋力をアップさせる**」ということです。

そのため、真っ先に行なわなければならないことは、もしコルセットを使っていたり、消炎鎮痛剤を服用したりしているならば、すぐに中止することです。

また、鍼灸、理学療法、整体、カイロプラクティック、マッサージ、漢方薬などを取り入れるのもよいでしょう。

忘れないでいただきたいのは、**血流が回復する際には必ず痛みを伴う**ということです。せっかく治癒しつつあるのに、「痛みがあるのは治っていないから」と思い込んで薬を飲んでしまったりすれば、また元に戻ってしまいます。

ですから、この治療は自分の体と相談しながら、耐えられる痛みを保持しつつ、少しずつ行なうといいでしょう。三週間ほどこの治療を続ければ、腰痛や肩こり、椎間板ヘルニア、脊椎骨分離症なども改善するはずです。

「歯の病気」を撃退する法

◉「よく噛む」だけでまるで違う！【「虫歯、歯槽膿漏」撃退法】

虫歯や歯周病、そして歯槽膿漏など、口腔内のトラブルで悩む人は少なくないようです。

最近、歯科医の方たちからよく手紙が来るようになりました。

「これまでは、虫歯だったらガリガリ削って詰め物をしたり、歯周病や歯槽膿漏だったらひどいときには抗生物質を出して、少し治まったら正しいブラッシングの仕方を教えたりしてきたのです。ところが、いっこうに治りません。虫歯も歯周病も、全身病。安保先生の理論でようやくそのことに気がつきました」

だいたいそうした内容ですが、その通りなのです。

虫歯も歯周病も歯槽膿漏も、単に局所的な問題ではなく、体全体の問題と考えるべきなのです。

そのことを実証するエピソードがあります。

まだ、私が学生時代の頃の話です。全く歯を磨かない友人がいました。不思議に思って、「君はどうして歯を磨かないんだい？」と聞きました。

すると彼は、「なぜ君は磨くんだい？　第一には虫歯にならないためだろう？　僕はこれまでずっと磨いてこなかったけど、一本も虫歯がないんだ。だから磨かないのさ」と言いました。実際、彼の言葉は嘘ではありませんでした。歯科検診で、虫歯を発見できなかったのですから。

今から考えれば、きっと彼は性格がおおらかで、大きなストレスもなく健康だったのでしょう。そのため、虫歯がなかった。当時の私は、そのことに気づかず、不潔だと思って聞いていたのですが……。

虫歯や歯槽膿漏の予防は、歯磨きではなく、まず第一にストレスを溜めないことです。つまり、交感神経が緊張する体調をつくらないことが大切なのです。

よく噛むことが脳への血流を促すので、歯の状態をきちんと維持していくことは、病気にならず、長生きをするうえでも重要な要素となります。

「もの忘れ・ぼけ」を撃退する法

◉試しに「全身を震わせてみる」と……【「パーキンソン病」撃退法】

パーキンソン病は、安静時の震え、筋肉の硬直、姿勢や歩行の障害などの症状が現れます。小刻み歩行は、この病気の特徴的な症状です。

パーキンソン病は、脳幹周辺の神経伝達物質である**ドーパミンの減少によって起こる**と言われています。

そのため、ドーパミンの前駆体であるエルドーパという薬でその量を補うというのが、現在のパーキンソン病治療の主流となっています。

私は、**パーキンソン病は「真面目病」**だと思っています。何事に対しても生真面目に考え、行動する――何十年にもわたって肩に力が入り、緊張した生活を送っていれば、自ずと交感神経優位の体調になっていきます。

そして、何人かのパーキンソン病の方に聞いたところ、野菜や水が嫌いな人が多かったのです。つまり、便秘体質を引き起こし、交感神経緊張に拍車をかけていたのではないかと考えられます。

交感神経緊張状態がずっと続くと、血流が悪くなります。脳に血流がいかないと、神経伝達物質のドーパミンが減少するのもうなずけます。

震えは血流を促す生体反応です。

試しに、全身を震わせてみてください。体がポカポカとしてくるのがわかると思います。それを、体は自然にやっているのです。わが身を守っているわけです。

また、脳幹は間脳と延髄から成っています。間脳にある視床下部も延髄も、自律神経にとって中心的な働きをする部位です。

交感神経緊張状態は、これらの部位に影響を与えてドーパミンを減少させているとしても不思議ではありません。

もうおわかりだと思いますが、真の「治療」はエルドーパを使うことではありません。まず**第一に「体を温める」**こと。

温泉、運動、マッサージ、なんでもできることをしてください。そして、便秘にならないような食事や水分補給を心がけること。そうすれば、一〜二週間ほどで話せるようになりますし、震えも止まります。

エルドーパを使うと、最初は確かに血流がよくなってきます。ところが、何カ月もその状態が続くと、結局効かなくなり、最後は筋肉がガチガチに硬直して寝たきりの状態になってしまうのです。

◉一にも二にも「歩く習慣」【「認知症」撃退法】

現在、「痴呆症《ちほう》」は「認知症」という名称で呼ばれています。

しかし、私には、この病気を的確に表している名称とは思えません。そのため、ここでは、あえて「痴呆症」として話を進めます。

痴呆症のほとんどは、アルツハイマー病と多発梗塞性痴呆《たはつこうそくせいちほう》です。多発梗塞性痴呆というのは、糖尿病や高血圧などの病気によって生じる小脳梗塞が原因で発症します。ここでは、アルツハイマー病を中心に説明していきましょう。

アルツハイマー病は、記憶を担う脳内の器官、海馬や大脳皮質の神経細胞・ニューロンが変性し、思考力や判断力に支障をきたし、記憶障害や認知障害に至る病気です。遺伝的要素も強く、原因不明とされていますが、私は**脳内の血流不足**と考えています。

脳内の血流が増えるとグリア細胞が活発に動くようになります。グリア細胞というのは、脳内にいるマクロファージのことです。老廃物を溜め込んで消化し、また血液に戻すという働きをしています。

つまり、アルツハイマー病にならないためには、脳内の血流をよくしてこのグリア細胞の働きを高めることです。

基本的なことで言えば、常に好奇心や感動を失わず、思考し続けることが脳の血流をよくします。

また、体を積極的に動かし、頭だけでなく全身の血流を高めることも大切です。それには**「歩くこと」が最も効果的**です。足の裏がポンプとなって全身に血流を行き渡らせるからです。まずは、「一日三〇分歩くこと」から始めてみてください。

逆に血流を滞らせるようなことも挙げておきましょう。

第一に、消炎鎮痛剤や血圧降下剤などの薬物の長期間服用です。体全体が低体温となり、脳へも血流が不足するようになります。

それと、意外なことで言えば、金属の蓄積です。老廃物というのは、いわば酸化物質です。老廃物が多すぎると、グリア細胞の働きも鈍くなってしまいます。

「30分歩く」──それだけで頭が冴える！

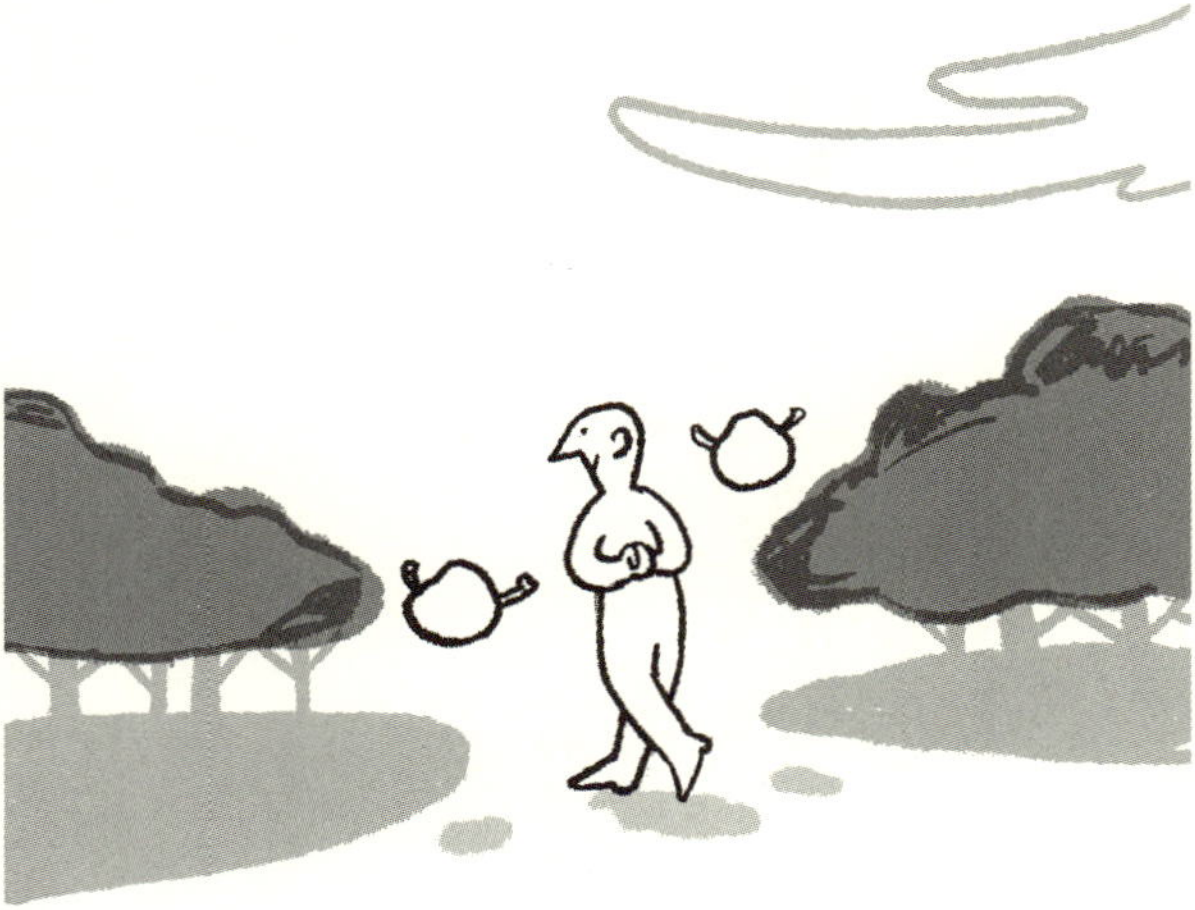

金属は、酸化の引き金になります。鉄、銅、アルミニウムなどを摂りすぎると、最初は金属アレルギーを起こして体が排除するための生体反応を起こします。

しかし、それが多すぎると酸化物質が増えて金属中毒を起こすようになるのです。金属中毒とは老化です。金属がさびて体内は酸化し、老化を早めたり病気を発症したりするのです。

一時、アルミニウムの鍋やヤカンを使うとアルツハイマー病になると騒がれたことがありますが、これがその理由です。

しかし、「私は使っていないから大丈夫」と安心はできません。意外なものにアルミニウムが含まれているからです。それは、胃薬です。

H_2ブロッカーなど、胃酸の分泌を抑制する制酸剤には酸化アルミニウムや酸化マグネシウムが使われています。飲むと爽やかな味で胃がスッキリしますが、長年にわたって飲み続けていると、アルツハイマー病を引き起こす原因にもなりかねないことを知っておきましょう。

「免疫疾患」を撃退する法

◉「薬をやめる」という特効薬【「慢性関節リウマチ」撃退法】

慢性関節リウマチ、全身性エリテマトーデス、ベーチェット病、橋本氏病（自己免疫性甲状腺炎）などは「自己免疫疾患」と言われます。それら五〇以上の病気の総称が「膠原病《こうげんびょう》」です。

膠原病の中でも、慢性関節リウマチと全身エリテマトーデスは代表的な疾患です。主な症状は、全身性や局所性の炎症で、発赤《ほっせき》、発疹《ほっしん》、発熱、かゆみ、痛みなどが伴います。

男性より女性に圧倒的に多く（約一〇倍）発症するのが特徴です。

原因としては、女性ホルモンが影響していると考えられます。感染症にかかったりストレスを受けたりすると、体はそれを救おうとして女性ホルモンのエストロゲンなどを分泌します。

エストロゲンは、強力な炎症作用を持っているのが利点ですが、コレステロール骨格を持っているため、過剰に分泌されると酸化コレステロールに変化するのが欠点です。

大量の酸化コレステロールは血流障害と顆粒球増多を招き、結局は組織破壊を促す原因になってしまうのです。

では、まず発症率の高い慢性関節リウマチについてご説明していきましょう。

慢性関節リウマチは、数週間から数カ月ほど、手足のこわ張りやしびれといった局所症状だけでなく、微熱や倦怠感など全身症状も伴います。その後、関節に腫れやこわ張り、痛みなどの症状が起きてくるのが一般的です。

しかし、いきなり関節が痛んだりする人もいますので、一概には言えません。

かつては発病すると一生治らない難病と言われていましたし、現在でもそう思っている人が少なくないかも知れません。

しかし、それは治療法が間違っていることが原因です。そのため、さらに慢性化し、難治化しているというのが現状です。

なぜ私がここまではっきり申しあげられるのかと言えば、（慢性）関節リウマチが発症するメカニズム（その原因）が特定できたからです。

現代医療の医師たちは、慢性関節リウマチだと診断した患者さんに、だいたい次のようなことを言うはずです。

「最近、発症する一つの要素として、免疫異常（自己免疫疾患）であることがわかってきました。自分と自分以外の抗原を見分けるリンパ球に異常が起き、自分自身の細胞を攻撃してしまうことにより発症します。それがわかって以来、治療法も進歩しました。運動と安静を心がけ、症状に合わせた薬物を投与していきましょう」

しかし、私はまったく別のことが原因だと考えています。

結論から言えば、**慢性関節リウマチはリンパ球の働きが衰えた免疫抑制の病気**だということです。つまり、顆粒球が激増して活性化され、そのために関節に組織障害を起こして破壊していく病気なのです。

つまり、慢性関節リウマチは、現代医療で考えられているように、リンパ球が強すぎて自分自身を攻撃してしまう「自己免疫疾患」ではなく、じつは顆粒球が増加してリンパ球が減少してしまった「免疫抑制疾患」だったのです。

全く逆なのです。原因のとらえ方が間違っているのですから、当然、「治療」も間違った方向に進むことになります。

このことを知っておかないと、いくら治療しても治らない状態に陥ってしまうことになります。

●慢性関節リウマチの治し方

慢性関節リウマチを治す方法は、**すべての薬物を止め、体を温めることが第一**です。ただし、ステロイドは依存性があるので体の反応と相談しながら徐々に減量していく必要があります。

福田稔医師とともに、慢性関節リウマチを長期間患っている八名の女性と一名の男性に治療したときの結果です。

〈治療法〉

外用薬、および消炎鎮痛剤を中止し、週に一度、井穴刺絡《せいけつしらく》療法（医療器具を使った爪もみ療法）を一～二カ月行ないました。

〈結果〉

顆粒球が減少してリンパ球とのバランスが回復。すべての人になんらかの効果が現れました。たとえば、痛みの消失、歩行困難だったのが歩けるようになったなど。また、併発していた症状――高血圧、頻脈、不眠、便秘、疲労感、口渇《こうかつ》――なども消失しました。

●その他の「膠原病」撃退法

その他の膠原病について、どのような病気なのかを見ておきましょう。

・**全身エリテマトーデス**…炎症性疾患。若い女性に多いのですが、主に筋肉痛、筋肉炎の症状で高齢者にも発症します。

・**ベーチェット病**…口内炎、発熱の他、痙攣《けいれん》など中枢神経症状を伴います。

ここでは、いずれの場合も主治療薬として使われるステロイドホルモン（以下、ステロイド）の危険性についてお話ししておきましょう。

ステロイドは、抗炎症剤や免疫抑制剤として使われている薬物です。

一時は、その副作用の激しさから見直されていた時期もあったのですが、現在ではまた使用量が増加しています。副作用には満月様顔貌、肥満、ステロイド潰瘍、大腿骨骨頭壊死、発ガン作用、老化促進作用などが挙げられ、一度使用すると「離脱」するのがとても大変です。

おかしなことに、ステロイド治療で炎症が治まったとしても、医師は「治りました」とは言いません。ステロイドの使用を止めると、また再発することを知っているからです。それでも、医師は使い続けているのです。

では、なぜこのような副作用が起きるのでしょうか。それは、根本的な治療薬ではないからです。

ステロイドは、体を冷やす、つまり低体温に導くことによって炎症を抑える働きをします。これは、**しもやけの部分をもう一度氷水に浸けるようなもの**です。

かゆみや発赤は、血流を高めるための生体反応であり、治癒行為であることは前述しました。それなのに、血流を止めてしまったらどうなるでしょうか。

一時的にかゆみや発赤という症状はなくなるかもしれませんが、その症状を抑えているだけですから、しもやけ自体はいっこうに治らないことは明白です。

ですから、ステロイドを長期間使用している人は、超低体温に陥っていることでしょう。そのために別の病気を生み出していても不思議ではありません。

さらに、長期間ステロイドを使用すると、体内には、排泄されずに組織に沈着していくステロイドが増え、酸化コレステロールに変化していきます。前述したように酸化コレステロールは血流障害と顆粒球の増加を招き、組織破壊を行ないます。

この酸化コレステロールを中和させるためには新しいステロイドを次々と増量していかなければなりません。また、中止すると、治癒反応が起きます。リバウンドと呼ばれるもので、使用期間に比例して大きくなります。

それが行きすぎた結果、ステロイド精神症に陥り、幻覚や幻聴のために自殺にまで思い詰められる人もいるようです。

つまり、ステロイドは、体を冷やして血流を止めて症状を抑えるだけの薬物であること、一度使用すると増量しなければならなくなること、止めると激しいリバウンドが襲ってくること——これらを忘れずにいてください。

もし、今使用しているならば、私の免疫理論を取り入れた治療を行なっている医師の元で、早く「離脱」することをお勧めします。

また、今後、ステロイド治療を勧められるような病気になってしまった場合、現代医療の医師は「症状に合わせて少量ずつ行なうので大丈夫です」と説明すると思います。患者さん側にも、そこで断る勇気をぜひ持っていただきたいと思います。

4章

「ガンにならない体をつくる」免疫力

何歳になっても「ガンにならない体」

◉「ガンを恐れない心」をつくろう

病気の中でも、みなさんが一番恐れるのは「ガン」に違いありません。

「ガンにさえかからなければ、健康で長生きできる」

そう思う人は多いかもしれません。もう一度強調しておきます。

ガンは、決して怖い病気ではありません。**ガンは、「誰でもかかり、誰でも治せる病気」**なのです。

私は、これまで講演やシンポジウムなどで、機会がある度にそう話してきました。

それでも、まだ、多くの人々がガンを恐れているようです。

確かに、ガンにまつわる一般的なイメージは、「特別な病気」「治らない病気」

「死に至る病気」といったものかもしれません。

よく、「ガンを告知する」「ガンを宣告する」「余命を宣告する」などといった言い方をしますが、これらの言葉が醸し出す空気に、多くの人がのまれているような気がするのです。

ドイツ哲学に、「言葉は概念を規定する」という考え方があります。それにならえば、「ガンを告知する」「余命を宣告する」などといった言葉が使われるからこそ、「ガンは怖い病気」だと思って疑わない空気が増幅していくのです。

同じように命を左右するような病気でも、「心筋梗塞を告知」「脳梗塞を宣告」などという言い方はしません。

特に、違和感を覚えるのが「宣告」という言葉です。

「宣」という字には「託宣」という熟語でも使われるように、「神のお告げ」といった意味合いが含まれています。

医師はその患者の運命を握っている「神」のような存在だとでもいうのでしょうか？ **「余命」など、本当のところは誰にもわからない**のです。

◉疲れは「その日のうちに取る」

ガンが発生する仕組みについて、現代医学では次のように考えられてきました。「細胞分裂を繰り返すうちにコピーミスをした遺伝子が、タバコや排気ガスなどの発ガン物質や発ガン促進物質などの外的要因によってダメージが増大し、その結果ガン細胞が発生する」

そのため、ガンは高齢者がかかる病気だととらえられてきたのです。年齢を重ねるということは細胞分裂の回数も増えるわけだからガンにかかる確率が高まる、と。つまり、ガンが増えたわけではなく、高齢化社会になったことでガンが増えたのだ、という理屈です。

では、「なぜ遺伝子がコピーミスをするのか」「乳ガンなど四〇代の発症率が高いガンについてはどのように説明するのか」、といった疑問が残ります。

ところが、免疫学に基づいてガンの原因を探っていくと、これらの疑問もすっと

私たちには、「免疫力という強い味方」がいる！

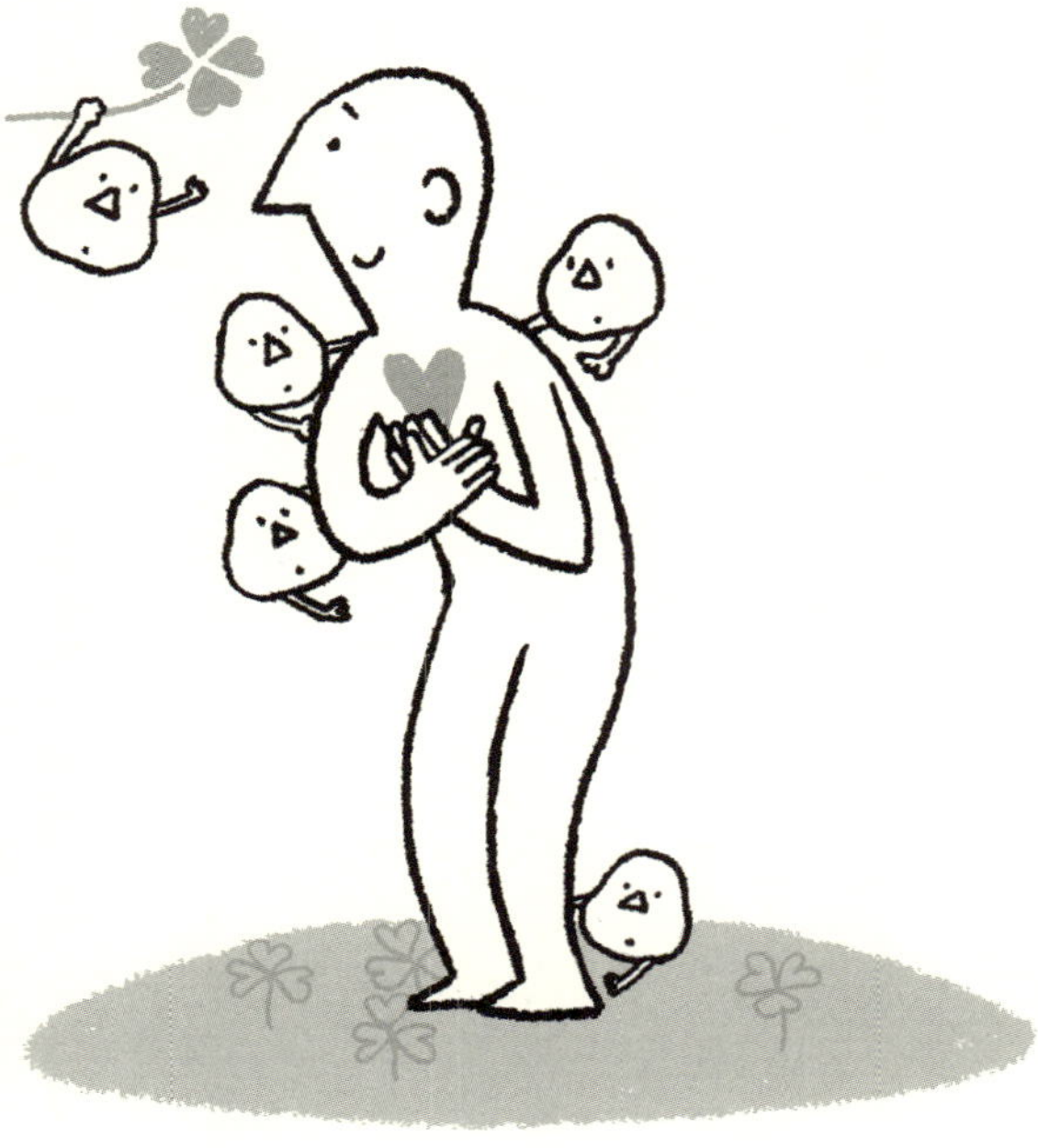

解消できるのです。

「すべての病気の原因はストレス」というのが私の免疫理論ですが、やはりガンに至る特殊性はあります。

他の症状や生活習慣病に比べると、ずっと強くて大きなストレス、ずっと長期に渡るストレスが、ガンの発生、増殖を促すのです。

おさらいをすると、病気を引き起こすストレスとは、「心の悩み、働きすぎ、薬の長期使用」のことでした。

ですから、極めて強い精神的ストレスを受けたときなどには、**一カ月のうちにみるみるガン細胞が増殖してしまう場合もある**のです。

例としてあまり好ましくはありませんが、たとえば、予期せぬことで、突然、肉親を失ってしまったとします。大きな悲しみで落ち込んでいるところへ、働きすぎで睡眠不足といった要素が重なれば、極度の交感神経緊張状態となります。

ごく短期間のうちに、ガンが発生し、増殖しても全く不思議でない体内環境をつくり出してしまうのです。

このような場合、原因である**精神的ストレスを取り除くことが第一**です。たとえ取り除けないとしても、軽減する方向に持っていかなければなりません。

その人が、徐々に肉親の死を受け入れられるようなサポートをし、ガンが発生してしまった体内環境を元に戻す。それが本来の「治療」の姿だと思うのです。

しかし、現状は違います。「病院」に行けば、その人にどのような事情があるかなどは二の次で、手術、抗ガン剤治療といった対症療法の「治療」が待ち構えているのです。

ガンに至るには、そのストレスを受け続けた期間も問題です。当然、ストレスを受けた期間が長いほど組織障害も進みますので、ガンになる率は高まります。

薬を例にとれば、風邪をひいたときなど、一時的な使用では問題ありません。

しかし、どのような薬でも二年も三年も飲み続けていれば、やがては低体温を招きます。すると免疫力が衰えますから、ガン細胞を抑えることができない体内環境に変化していくのです。

◉「ガン細胞が消滅する生き方」がある！

ストレスの怖さについては、私自身、身をもって経験してきました。

じつは私は、四〇歳の頃、ガン検診で引っかかったことがあります。「胃ガンの疑いあり」ということで、「要精密検査」となってしまったのです。

次の検査は内視鏡で行なわれ、その結果が出るまでに三週間ほどかかりました。

その間、心配をかけるので家族に話すこともできず、一人で悶々と悩み続けながら恐怖心と闘いました。本当に生きた心地がしませんでした。

とうとう耐えられなくなり、知り合いの消化器内科の医師に相談しました。すると彼は、「そんなの心配ないですよ。ガン検診なんて、実際には二〇倍も多くの人に『要精密検査』と出しているんです」と教えてくれました。

要するに、統計的には、二〇人のうち一人だけガンが見つかる仕組みだそうです。

そんな乱暴な検査で、あとの一九人は不安と恐怖を味わうだけ……。

「病院に頼る」をやめてみる

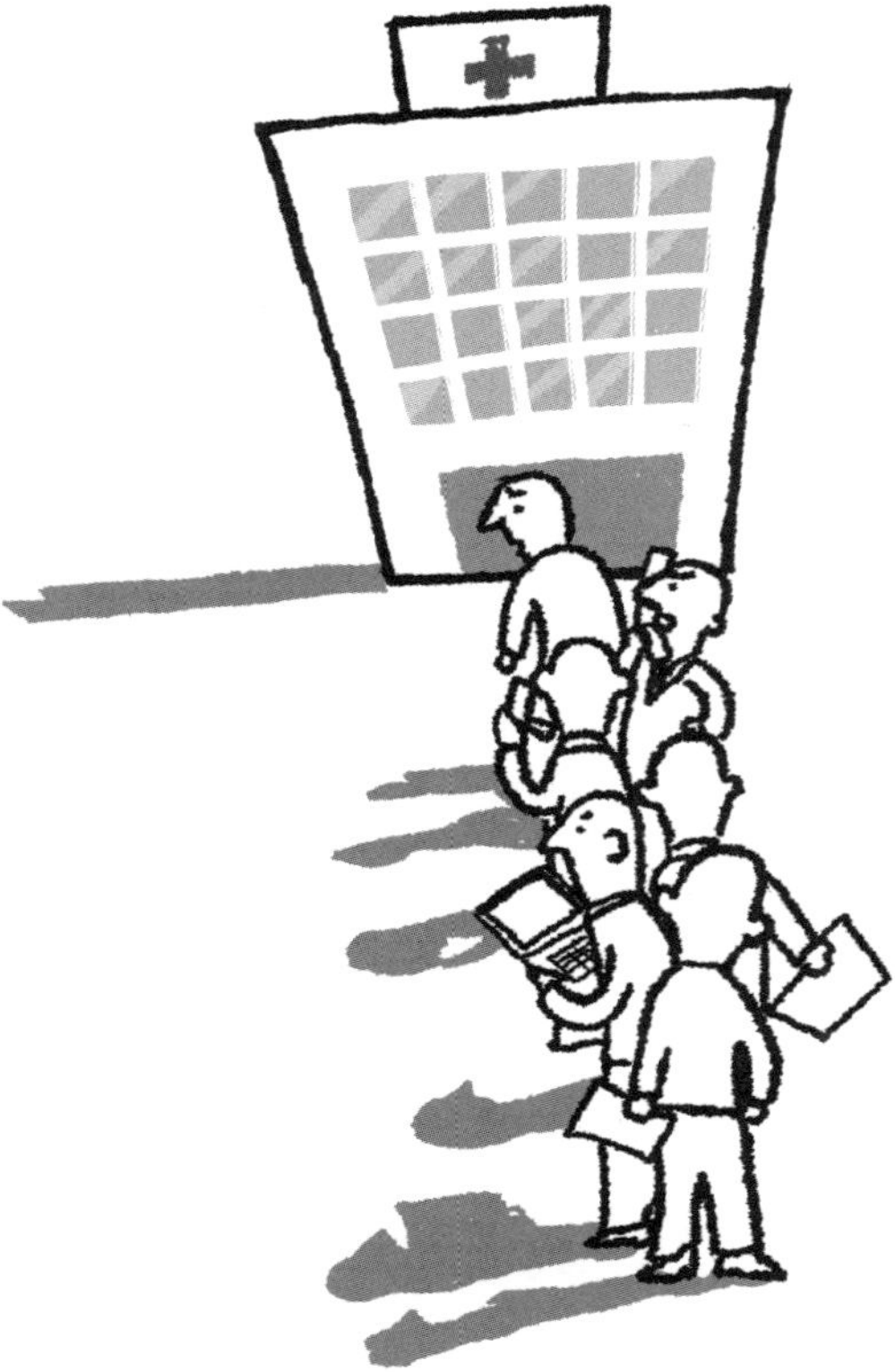

その頃は今のような考えに至っていたわけではありませんから、死ぬほどのストレスでした。実際、私はその三週間で体重が八キロ落ちました。

幸いにも、精密検査では、「胃が荒れているけど、ガンはない」という結果でしたが、**ガンかもしれないというストレスで、本当にガンになりそうでした**。

現在、「ガンで死なないためには早期発見・早期治療」と官民上げての大合唱が続いています。しかし、本当にそうなのか、私には疑問です。

早期発見・早期治療したために、本当は不要だった手術や抗ガン剤治療をすることになり、結果的に命を落とした人も多いのではないでしょうか。

もちろん、それを実証して比較することはできません。逆に言えば、だからこそ手術や抗ガン剤治療が正しかったことも実証できないことになります。

ガン細胞は、誰でも、毎日なんらかの理由で誕生しています。

しかし、**免疫力が正常に働いていればガン細胞は自然に消滅していく**のです。

まずは、正常に免疫力が働く体内環境を維持することが先決なのです。

「長生きを目指すならば、ガン検診を受けないこと」です。

「ガンが消えていく」生き方

◉「ガンと診断されたとき」の対処法

私はガンになる理由をこう考えています。

「ガンはストレスが原因で顆粒球が増えすぎた結果、リンパ球とのバランスが崩れ、交感神経緊張状態が続くために発症する」

仮に、自分がガンだと診断されたとします。ガンになったということは、体が交感神経緊張状態にあるということ。

だとすれば、今後はリンパ球を増やして**副交感神経を高める生き方**をすれば、交感神経と副交感神経のバランスが取れ、**ガンを治すことができる**ということです。

これが私の免疫理論から考えられる「治療法」です。治療法といっても、誰かに治療してもらうのではなく、**「自分自身でガンを治す」**のです。それを認識することが、いろいろな場面で正しい選択をする基本となります。

特に、最初が肝心です。医師からガンだと言われた場合、怖い病気だと思い込んでいる方は大変ショックを受けると思います。

しかし、免疫のしくみを知っていれば、たとえガンだとわかったとしても慌てずに済みます。「無理をしすぎたな。生き方を見直そう」と思えるでしょう。

この受け取り方の差は、じつは体に大きな影響を及ぼします。**ショックを受けること自体が大変なストレス**になりますから、どうか楽に受け止めてほしいのです。

もう一つ、大切な受け取り方の違いがあります。

ガンが怖いと感じている多くの人は、「治療については専門家の医師に任せよう」という気持ちが働くのではないでしょうか。そして、医師の勧めるままに手術、抗ガン剤治療、放射線治療へとなんでも受け入れていくようになるのです。

しかし、本書をここまでお読みいただいた賢明な方なら、もし仮にガンになったとしても、「医師に任せよう」とはならないでしょう。

手術をするかどうかなどについてはそれぞれの場合で異なると思いますが、少なくとも「医師に委ねず、自分で治そう」という意識は芽生えると思うのです。

専門家というのは、「そのことしか知らない業界人」です。森を見ず、木の枝葉ばかりにやたら詳しいだけの人種。医師だって同じです。

あなたの大事な生命を、たかが医療界の業界人に全権委譲して、身も心も委ねるのは危険なのです。そろそろ気がついてもいいころではないでしょうか。

言い換えれば、**あなたのことを一番詳しく知っているのは、この世であなた以外にいない**のです。つまりは、あなたの専門家はあなた自身なのです。そのことを、常に忘れずにいてほしいと思います。

◉「ガンを撃退する」四つの習慣

前述したように、ガンは、怖い病気ではなく、「誰でもかかり、誰でも治せる病気」です。ガンにならないに越したことはありませんが、もし仮に、ガンにかかってしまったとしても、深刻に考えないでいただきたいのです。

これから、「ガンを撃退する四つの習慣」をご紹介します。これらを参考にして、自分の生き方を軌道修正し、免疫力を高める習慣を続けることによって、必ずガンは退縮に向かうはずです。

もちろん、今、健康な人にとっては、これらの習慣は、「ガンにならない体」をつくるうえでとても役に立つはずです。

「ガンにならない体」とは、「病気にならない体」のことです。

ぜひ、今日からの生活に活かし、病気、そして、ガンにならない体をつくってください。

習慣❶ 心を浄化する

まず、ご自分の性格や生活を振り返り、何がその原因となったのかを把握することが大切です。

次の表の質問に答え、あなた自身の性格・生活パターンを点検してみてください。

あなたの「生活習慣」を見直そう

- □ 怒りっぽい
- □ つい、「頑張りすぎてしまう」
- □ 「負けず嫌い」だと思う
- □ １つのことに執着しがち
- □ 「自分を責める」ことがよくある
- □ 人から、よく「真面目」だと言われる
- □ 肉食が中心で、野菜は不足しがち
- □ 甘いものや味の濃いものが好き
- □ 朝食を抜く日が多い
- □ 食事の時間が不規則になりがち
- □ 薬を１年以上、飲み続けている
- □ 寝不足の日がよくある
- □ なかなか眠れず、寝てもすぐに目が覚めてしまう
- □ よく残業をする
- □ 職場の人間関係に悩みがち
- □ イライラして、たばこをよく吸う（1日10本以上）
- □ 夫婦間、子どもとの関係がギクシャクしている
- □ 大きな不安や悩みがある

いかがでしたか。質問に対し、「はい」が多いほど、ガンになる要因を抱えていることになります。

逆に考えれば、**「ガンにならない・ガンを治す」ためには、質問に「いいえ」と答えられるようになればいい**わけです。

「そんなに簡単にはいかないからガンになったのだ」という人もいるかもしれません。慢性病のために薬を飲み続けていた人が、それを止めるのも不安でしょう。

しかし、「ガンにならない・ガンを治す」ためと考えれば、意識変革をすることは、そう難しいことではないはずです。それに、ここまでお読みいただき、ガンが発生するメカニズムについて、よくご理解いただけたと思います。

ガンは決して恐れる病気ではなく、これまでのあなたの生き方を反映しているにすぎません。ですから、これまでの生活を見直し、**生き方を修正することが、ガンを撃退する一番の解決法**なのです、

そしてもう一つ、命の尊厳について考えることも大切です。

地球誕生から四六億年、生命が出現してから三〇億年、人類が出現してから

怒りも悩みも「すっと消えていく」

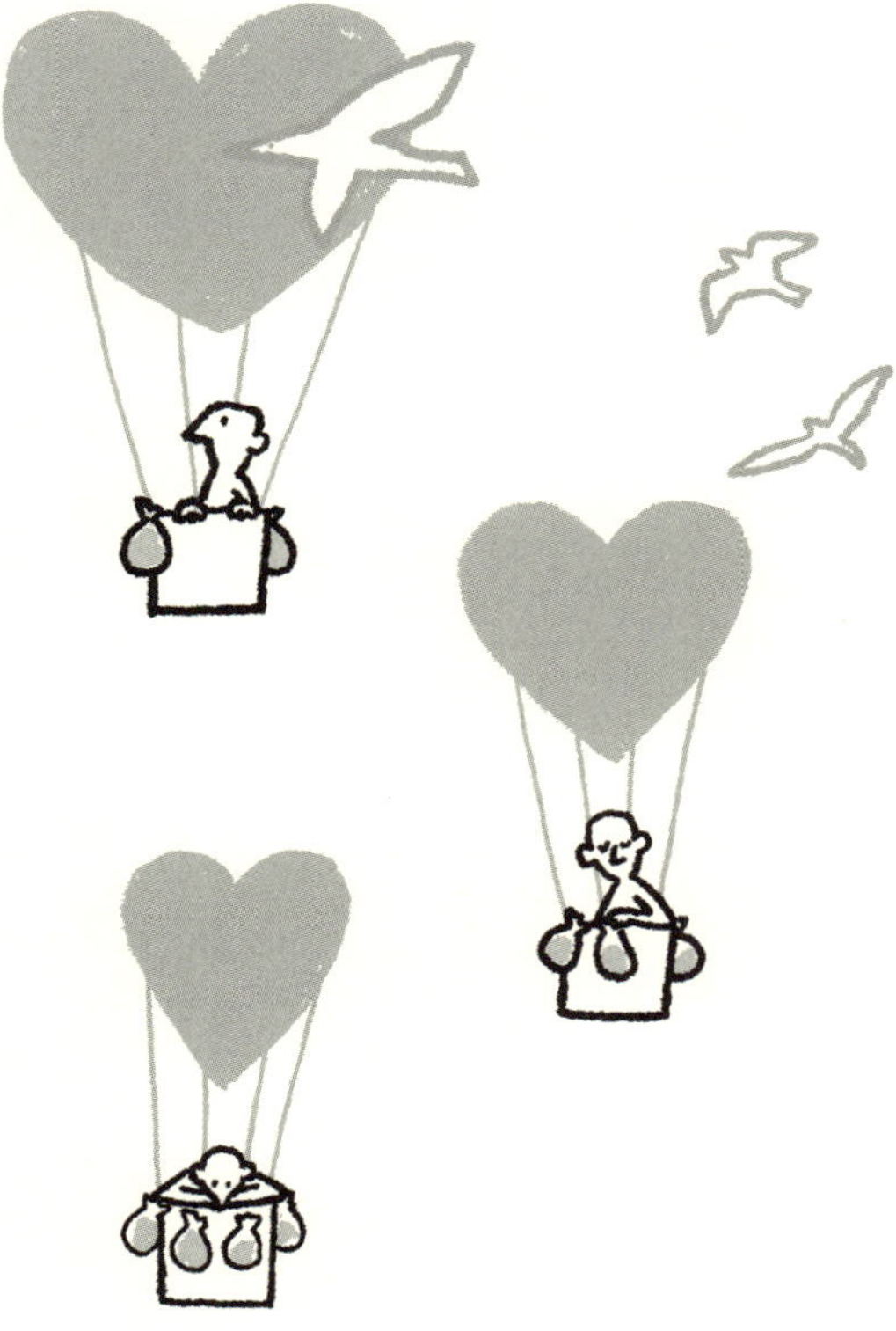

三〇〇万年、ずっと続いてきた生命。気の遠くなるような歴史の中で、そのほんの一瞬に生まれた私たちです。

そう考えると、人と競争することや争うこと、身を粉にして会社のために働くことなど、とても小さなことに思えてきませんか。

そして、気がつくはずです。本当に大切な人のことを。大切な人と過ごす時間が楽しくなり、話をすることも多くなり、笑うことも増える。そうすれば、よく眠れるようになり、食事もおいしくなるのです。

命の尊厳に気づき、再認識することは、これまでの性格や生活を変えるパワーでもあります。それは、死を意識するガンだからこそ生まれる「気づき」でもあるのです。

また、怒りっぽい性格、頑張りすぎる性格を抑えるコツもあります。それは、**「深呼吸」**です。ムカッとしたとき、負けるものかと思ったとき、深呼吸を一つしてみてください。すると、体内に酸素が行き届き、血流がよくなります。

血流がよくなると、リンパ球も活発になり、副交感神経が高まってアセチルコリンという物質が分泌され、心臓の拍動を穏やかにします。こうした作用により、心身がリラックスしてくるのです。

悲しみ、苦しみなどの辛い経験は、顆粒球を最も増加させるストレスです。そのときの顆粒球の急増力は、驚くほどです。体内では、粘膜の炎症が発生しています。

しかし、だからといって、悲しみや苦しみを避けることなどできません。

でも、そのダメージを最小限に抑えることはできます。

たとえば、大きなストレスを抱えたとき、**涙を流して泣いたり、人に話したりすることは、心を浄化する**効能があります。

涙には浄化作用がありますし、人に話して聞いてもらえれば心の負担は軽くなります。また、文章を書いたり、絵を描いたりする人もいるでしょう。それぞれに合った方法でカタルシス（心のしこりを吐き出すこと）を見つければいいと思います。

重要なことは、悲しみや辛い感情を溜め込まずに吐き出すこと。

ものを食べて排泄するように、心の代謝も大切なのです。「語ることはカタルシス」であり、「話すことは放すこと」であることを、ぜひ忘れずにいてください。

そして、上手に生活に取り入れてみましょう。

心が安定すると、体内ではリンパ球が増え、傷ついた粘膜の修復が行なわれるようになります。そのため、ガン細胞が増殖する機会が少なくなっていくのです。

習慣❷ 「体の声」に耳を澄ませる

ガンに対する恐怖とは死に対する恐怖であるわけですから、真に「ガンは死ぬ病気ではない」ということを理解できれば恐怖心も克服できることになります。

では、なぜ私が**「ガンは死ぬ病気ではない」**と断言できるのか？　それをこれから説明したいと思います。

戦前戦後、かつてはさまざまな分野で機械化も進んでなく、農作業をはじめ重労働をする人々が大勢いました。食料難から栄養不足も重なり、生活そのものが交感神経緊張を強いているようなものでした。

それが、高度経済成長期以降、技術は進み、栄養過剰となるほど食料がたくさんあふれるようになりました。日常生活において重労働をしなくてすむ仕事が増えた今、交感神経緊張状態の時代とは言えなくなってきました。そうした環境にあればこそ、「ガンは死ぬ病気ではない」と断言することもできるのです。

最近、ヨーロッパで興味深い研究が行なわれました。ガンだと病名を明かされた人と、そうでなかった人を比較したところ、後者の方が治癒率が高い、という結果が出たのです。

「ガンだと病名を明かさないほうが、ガンの治癒率が高い」という結果は、「ガン＝死」の固定観念が根強いことの現れでもあります。

最近、欧米では分析やデータ至上主義の現代医療の反省から、一人ひとりに対して個別性を考えた医療に向かう流れが始まっています。

私の免疫理論は、人間の個別性に根ざして考えているため、世界的に見れば、「先端」であると言えるかもしれません。

とにかく、ガン細胞が生まれるにはそれぞれの人にとっての歴史があり、あくまでも個別的なものなのです。

とすれば、「ガン撲滅キャンペーン」で言われている「早期発見・早期治療」も、はたして意味のあることなのかどうか、私には疑問です。

そもそも、ガンに「撲滅」などという言葉は適しません。ガンは憎むべき敵ではなく、生き方に問題あり、と教えてくれる体からのサインなのです。

習慣❸ 「自分の体を守る」法を知る

「ガンの三大療法」と言えば、手術、放射線治療、抗ガン剤治療です。

今の日本の医療では、こうした治療が一般的ですが、どれも人体にとって大きなストレスであり、交感神経を緊張させます。治療を受けている人自身、とてもつらいはずです。「病気の治癒と矛盾している」、ということです。この三大療法の危険性を知ることは、自分の体を守るためにも、とても重要だと思います。

●「手術」は免疫力を低下させる！

私が、手術をしないほうがいいと思う大きな理由は、次の三つです。

一、体にメスを入れることの負担
二、麻酔は、ストレスを招き、免疫力を低下させる
三、術後の後遺症を招く危険性

手術とは、メスを用いて細胞や組織を傷つけることです。人間の体は、手術などの外傷を受けると交感神経が強い緊張状態となり、脈拍が早くなります。

メスを直接受けた個々の細胞は、破壊されることで細胞膜の中身がこぼれ出てきます。中身は強い酸化物でできているため、その酸化力で交感神経が刺激され、顆粒球が急増します。

つまり、**手術は、ガンになったのと同じことを繰り返す**わけですから、人体にとっていいわけはないのです。

ただ、すべてに意味がないわけではありません。ごく早期のガンで、原発巣《げんぱつそう》に留まっている場合です。

ガン細胞は、それ自体が交感神経を刺激して、顆粒球を増多させてしまう働きも多少はあります。ですから、縮小手術で可能なものならば、それを止めるために手術する意味はあります。

その場合も、ガンになった原因のストレスを取り去り、ガンを治すための生活に切り替えることが必須です。

たとえメスを入れたとしても、切除する範囲は限られます。**ガンは全身病**でもあるので、手術をするときにはすでに別の部位に転移している可能性もあり、特にそうした場合の手術は無意味です。

手術時の血液やリンパ液に乗って、ガン細胞が他の場所に飛んでしまう危険性も否定できません。あとで手術さえしなければ、と悔やむことになりかねません。

また、手術時の**麻酔は強い薬なのでストレスを招き、免疫力を低下させます**。

麻酔は、瞬時にリンパ球を破壊して、やはり交感神経緊張状態を招きます。体にメスを入れる負担だけでなく、麻酔が手術の必要条件である以上、二重に負担をかけることになるのです。

さらに、術後の後遺症を招く危険性もあります。

最近では、拡大手術から縮小手術へと変わってきたとはいえ、いまだに胃や子宮など、根こそぎ切除する全摘術《ぜんてきじゅつ》も行なわれています。特に、リンパ節まで切除してしまう（郭清《かくせい》）場合も多く、これは絶対に避けたほうがいいでしょう。「リンパ節が腫れているので」と、医者は説明するかもしれませんが、これも治癒反応の一つなのです。

リンパ球がガン細胞と闘っているのに、切除して闘う場をなくしてしまったら、それこそ関所がなくなってガン細胞は体中を駆け巡ってもおかしくありません。ガン転移したリンパ節を摘出することはかえってマイナス面のほうが多いでしょう。また、リンパ節を切除すると、術後に「リンパ浮腫」という症状を招くことが少なくありません。

これは、手術の部位によって異なりますがリンパ液の流れが滞ることにより、足や腕が腫れ上がる症状を言います。術後、たいへんつらい思いをしなければならず、完治することとは逆行します。

●「放射線治療」は、絶対受けてはいけない！

私は最近、放射線治療は抗ガン剤よりも怖いと思うようになりました。

抗ガン剤は、やめた後には正常細胞が回復して、毛髪や食欲も回復してきます。ところが、**放射線の場合、終わった後も細胞が変性して死に続ける**ため、回復がとても遅いのです。

手術と同じ論理で、放射線治療の矛盾点も明らかになりました。

放射線が照射された細胞の膜が破れて中の酸化物が飛び出し、顆粒球が増えすぎ交感神経緊張状態を招く、というわけです。

放射線治療を行なうと、乳ガンのような皮膚表面への照射の場合、赤く軽い火傷のような症状になります。

同じように、肺ガンや胃ガンなど、内臓への照射でも体内で火傷が起きているわけです。その火傷がひどい場合、癒着や出血をともなう場合もあります。時間が経つと皮膚が黒ずんできます。これは例外がありません。

また、そのとき体内ではクラッシュシンドローム（破壊症候群）が発生しています。たとえば、事故で大怪我をしたり大火傷をしたりして、ある部分の組織がダメージを受けたとします。すると、交感神経が刺激され、体内に顆粒球が急増し活性酸素が大量に発生します。このとき、人はショック状態に陥るのです。

放射線治療でも同じことが引き起こされます。

また、骨髄細胞や免疫組織に放射線が及んだ場合、リンパ球の産生も抑えられてしまいます。顆粒球は増え、リンパ球は減るのですから、ますます免疫力が低下してガンを促進することになるのです。

さらに、機器の操作や入力ミスなどによる放射線事故も多くなっています。

これらのことを合わせて考えると、やはり放射線治療もやめたほうがいいと言わざるを得ません。三大療法の中で、**放射線治療は一番マイナス面が多い**というのが本当のところです。

●「健康な細胞を壊す」抗ガン剤の恐怖

抗ガン剤は、体の一部に施す手術や放射線治療の局所療法と違い、全身療法です。

そのため、**抗ガン剤は、全身の細胞を破壊してしまう**のです。

ガン細胞を破壊して小さくなったけど、正常細胞も破壊されたためにガンに対抗する免疫力が残っていなかった、というのはそのためです。

言い換えると、抗ガン剤は生きる力を奪い、そのついでにガン細胞も縮小させたということです。たとえ、**ガン細胞が縮小してもメリットはない**でしょう。

もともと、抗ガン剤は毒ガスの研究から生まれました。

これまで、ガンそのもので亡くなったのか、抗ガン剤の副作用で亡くなったのか、実際にはわからない人がどれだけ大勢いることでしょう。それほど、抗ガン剤の副作用は激しいのです。

抗ガン剤は、一言で言えば細胞の分裂・再生を阻害する化学薬品です。したがって、分裂・再生能力のあるすべての細胞に対して、それを阻害します。

その結果、たとえガン細胞が小さくなったとしても、ほかの細胞にも大ダメージが生じているのです。皮膚がカサカサになったり、脱毛したり、爪が真黒になったり、腸の上皮細胞がダメージを受けて下痢になったりします。

また、**抗ガン剤の副作用で白血球が減少します**。これは白血球中のリンパ球を含めた血球も再生・分裂する細胞であるため、ダメージを受けるからです。

白血球数は、通常は四〇〇〇前後から一万弱くらいですが、抗ガン剤のために一〇〇〇を切ることもあります。そうなると、一時的に無菌室で過ごさなければならなくなります。感染症に対する免疫が、全く働かなくなるからです。

ところで、「肺ガンは治りにくい」という固定観念が広く行き渡っているようです。確かに、肺という臓器は細かく枝分かれしているので、手術を想定している現代西洋医療にとっては難しいといえるでしょう。

しかし、私の免疫理論からいえば、最も治りやすいガンなのです。それは、呼吸と直接つながっているからです。胸を張って大きく深呼吸するだけで、新鮮な酸素が真っ先に取り込めるからです。

いかがですか？　これまでの固定観念が崩れていったのではないでしょうか。「三大療法を受けない」という勇気が湧いてきた方も多いかもしれません。

たとえ現在、三大療法を選択していたとしても、そのダメージを回避するような方法を考えることもできます。

体が温まるようにするとか、自然食品中心の食生活に切り替えるとか、それぞれの患者さんに合った選択肢がきっと見つかるはずです。

習慣❹ 「体が喜ぶこと」をする

習慣③までは、交感神経を緊張状態にしないための方法でした。

習慣④は、副交感神経を刺激してリンパ球を増加させ、免疫力を高めるヒントです。

体にいい食事、入浴、運動などによって副交感神経を刺激すると、リンパ球が増えて免疫力が高まります。

顆粒球の増えすぎで交感神経が優位となったために発生したガン細胞も、自律神経のバランスが取れることによって退縮・消滅していきます。

副交感神経は、リラックスの源でもあります。心臓の拍動を緩やかにしたり、血管を拡張してゆったりさせたりする働きがあります。

さらに、各細胞にとっては、分泌や排泄を促して新陳代謝を高める作用がありま す。そのため、副交感神経が優位になると、消化液の分泌を促し、排尿や排便がスムーズになるのです。

これから、ちょっとした工夫で誰でもできる、**「ガンにならない体をつくる生活術」**をご紹介しましょう。

「ガンにならない体」をつくる生活術

◉「抗ガン力」が驚くほど高まる食事

免疫力を高めるためには、食生活を見直すことはたいへん重要です。

口から食道、胃、腸、肛門まで、一つにつながっている筒のような消化管は、副交感神経が支配しています。

この消化管を、化学物質を含んでいない自然食品のようなものを食べて適度に刺激すると、副交感神経が活性化されリンパ球が増えます。

私は、これまで**ガンを克服した多くの方を見てきましたが、すべての人が玄米菜食といった伝統的日本食を取り入れていました**。

とはいっても、無理をしてはいけません。ほどほどに行なうことが重要なのです。どうしても肉が食べたい人は、これまで毎日だったのを一週間に三度に減らし、二度に減らし、と徐々に少なくしていけばいいのです。義務で行なったり、無理をしたりすると、やはりストレスとなり、ガンを促進させるからです。

伝統的日本食の筆頭には、玄米が上げられます。農耕が始まって以来、日本人はずっと玄米を食べてきたのです。

白米が普及するようになったのは、江戸時代後期からです。白米が普及したことで、それまではなかった「脚気《かっけ》」というビタミンB_1不足による病気が蔓延するようになったことは有名な話です。

玄米は、「完全栄養食品」です。つまり、一つの食品でほとんどの栄養素をカバーできるものです。本来、主食とは、そういうものを言うのです。

事実、玄米は、蛋白質、糖質、食物繊維、ビタミン、ミネラル、カルシウムなどを豊富に含んでいます。特に胚芽部分には、ビタミンB_1、B_2、B_3、パントテン酸、葉酸などのビタミンB群が多く含まれているのです。外皮（糠《ぬか》）には、有害物質を排出するフィチン酸が含まれています。

しかし、玄米は白米に比べて農薬が残留しやすいのも事実です。農薬は、この外皮部分に多く残留します。いくらフィチン酸があるからとはいえ、玄米を選ぶときはできるだけ無農薬のものを選ぶようにするほうがいいと思います。

また、炊くのが面倒だという人も多いかと思いますが、漬け置き時間を長くしたり、圧力鍋で炊いたりすれば意外に簡単です。

また、土鍋で炊いている人もいます。土鍋で炊くと遠赤外線作用が玄米に伝わり、体を温める効果を期待できるのです。

抗ガン剤で体力が落ちている場合、玄米がゆにしたり、市販されている玄米の粉を溶かして飲むようにしてもいいでしょう。工夫してみてください。

私は、幸いガンになっていませんが、やはり玄米食にしています。玄米食にしたおかげで、消化管だけでなく脳細胞も活性化されたように思います。

消化管が刺激されると、体中の血行がよくなり、脳の血流も促されるのです。自らの体験ですから、間違いありません。

ただし、食べすぎたり、よく噛まなかったりする場合に消化不良を起こすこともあります。自分に合った量と食べ方を見つけて、上手に取り入れるといいでしょう。

●「腸の免疫力を高める」発酵食品

発酵食品は、腸内の善玉菌を増やして**腸内環境を整えてくれます**。

腸内環境を整えて腸の免疫を高めれば、リンパ球が増え、副交感神経優位の体調を保つことができるようになるのです。

発酵食品とは、微生物の働きによって、発酵・熟成させた食品です。味噌、醤油、納豆、酢、漬物、甘酒、塩辛、日本酒、かつお節、ビール、ヨーグルト、チーズ、天然酵母パンなどがあります。

食べるだけで「免疫体質」に変わる

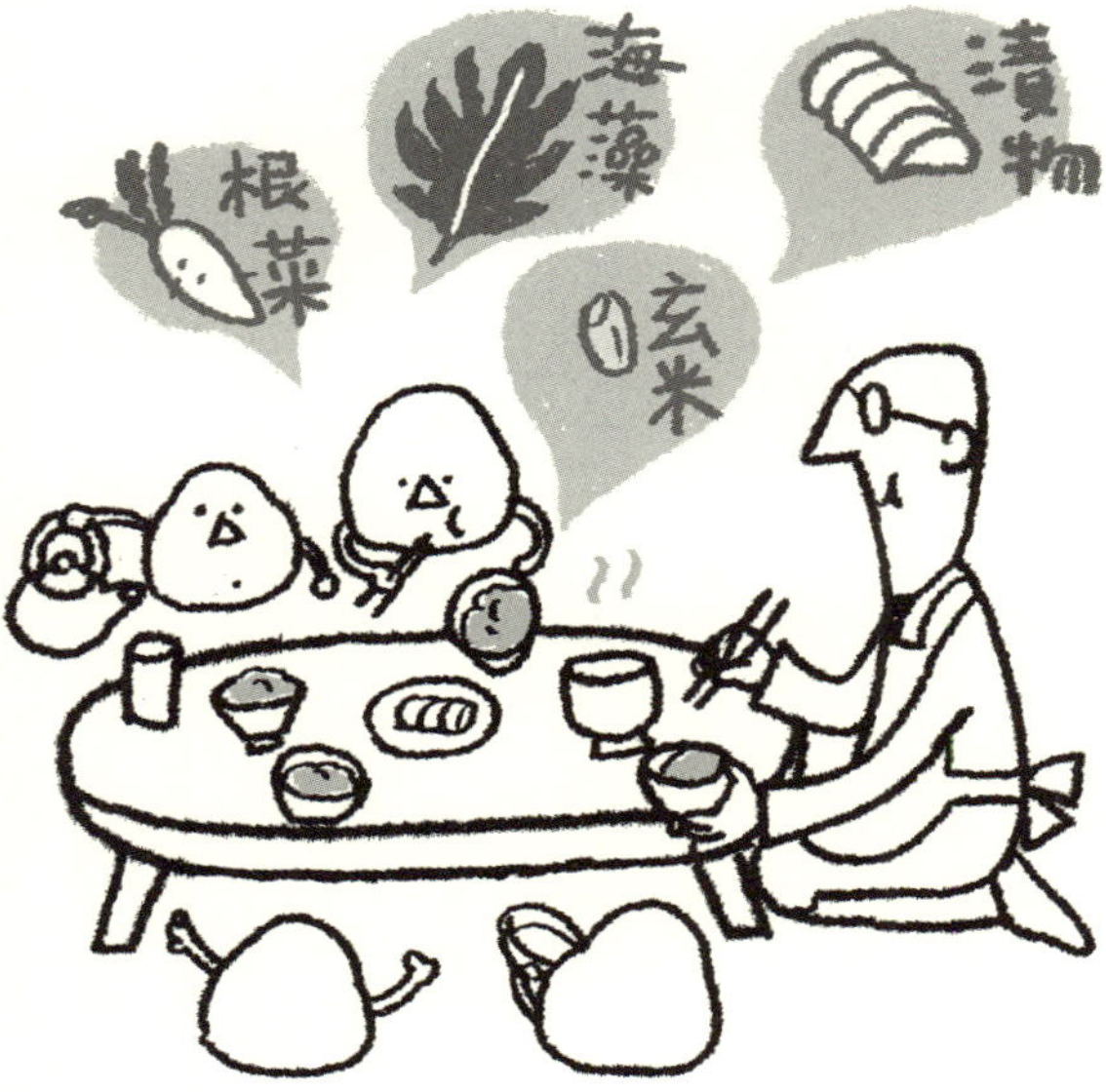

発酵することで保存できる期間が長くなり、栄養価も高くなるという特長があります。また、アミノ酸などの旨味成分も増加して、よりおいしくなります。

健康な人の腸内には、わかっているだけでも四〇〇種類以上、総数一〇〇兆個もの腸内細菌が住んでいます。

小腸から大腸にかけての場所は「腸内フローラ」と呼ばれ、腸内細菌が花畑のようにたくさん集まっています。あたかも顆粒球とリンパ球のバランスのように、善玉菌と悪玉菌がバランスよく集まっているのです。

また、**発酵食品の成分そのものに抗ガン力が備わっています**。

味噌、醤油、酢、甘酒などに含まれる米麹のアスペラチンは、ガン細胞を抑制する働きがあることがわかっています。

さらに、味噌にはリノレン酸エチルエステルという、やはりガン抑制効果のある成分も含まれています。

そのためか、毎日味噌汁を飲む習慣のある女性は、乳ガンになる確率が低下するというデータもあるようです。

腸は、免疫の重要ポイントです。そして、**腸の免疫力を高めてくれる食品**が、食物繊維です。

食物繊維は、キノコ類、海藻類、根菜類に多く含まれています。これらを食べても消化されませんが、腸内に留めて一生懸命腸管を動かして（蠕動《ぜんどう》運動）消化しようとするのです。このとき、副交感神経を刺激するので、リンパ球が増加します。

また、腸の免疫にとってもよい刺激となりますので、食物繊維は積極的に取り入れるようにしてください。

ただし、抗ガン剤治療などで体力が弱っているときは、無理をせず、野菜ジュースなど液体にするといいでしょう。

●一日一個「梅干しを食べる」

体には、いやなものから逃れるための機能（**嫌悪反射**）があります。

たとえば、梅干しの味を想像してみてください。思わず唾が出てくるでしょう。

これは、体が酸っぱさを「いやなもの」と認識し、それを排泄しようと副交感神経を優位にし、分泌機能を活性化させようとしているからです。

この働きを利用すれば、副交感神経を刺激することができます。レモンやお酢、梅干しなどの酸味のある食品には、そうした効果が期待できます。

また、酸味の成分である酢酸やクエン酸などには、**疲労回復や血圧を正常にしたりする効果もある**ため、適度に摂ることをお勧めします。

●「ゆっくり味わう」効果

副交感神経は、消化管の始まりである口の中でよく噛むことでも刺激されます。かといって、五〇回、一〇〇回と噛むこともありません。

あまり噛みすぎてドロドロになったものばかり飲み込んでいると、腸は蠕動運動が必要なくなるからです。腸に刺激がいかず、腸の免疫を低下させてしまうのです。「適度に」、を心がけてください。

また、家族や友人たちとリラックスしながらの食事は、精神的な安らぎをもたらします。副交感神経の神経伝達物質であるアセチルコリンが分泌され、食欲も増すのです。

◉湯温――「体温プラス四度」で免疫アップ

ガンにかかっている人は、ほとんどが低体温です。ですから、平均体温を上げて、体内の代謝をよくすることが大切です。

全身の血流がよくなれば、**体温が上昇する**だけでなく、副交感神経も刺激されて**リンパ球を増やすことができる**のです。

たとえば、ウォーキング、散歩、体操など、自分のリズムで行なえるものを選ぶといいでしょう。それも、毎日続けるのが目標です。最初は一〇分でも構いません。慣れてくれば、徐々に長くできるようになります。

ただし、無理をしないことが肝心です。

無理をすると、交感神経が優位となり、顆粒球が増えてしまうからです。気持ちがいいな、と思えるぐらいが適度です。

お風呂にゆったり浸かることは、とても有効です。体温が上昇し、全身の血流がよくなるため、副交感神経が刺激され、リンパ球を増やすことができるのです。もちろん、リラックス効果も十分に期待できます。

ただ、入浴をするにあたり、いくつか気をつけたいことがあります。

まず、入浴をする前に水を飲んでください。これは、血液を固まらせないための準備です。

湯温は「体温プラス四度」を目安にするといいでしょう。平熱が三六度くらいの人は、四〇度が目安です。

平熱が低めの人は、三八〜三九度くらいでいいでしょう。

あくまで自分が**「気持ちいいと感じられる温度」でいい**のです。ゆっくりと浸かることで、全身の血流がよくなり、リラックスすることができるでしょう。

入浴後も、水分を十分に補給しておくことを忘れないでください。

もし、ガンになってしまったら、「湯治」も大きな効果があります。

リラックスだけでなく、持続して入泉することで体温の上昇を維持できるからです。また、体内の組織障害を治すＨＳＰ（熱ショック蛋白）という物質が、効率的に放出されることも立証されたようです。

ガンは一種の組織障害ですから、温泉は一石三鳥の効果が期待できます。自宅でこの効果を得るには、**四二度くらいの高めの湯温**にすると、よいでしょう。

◉「疲れがすっと消える」呼吸法

副交感神経を簡単に誘導するのに効果的なのが、「深呼吸」です。

深く呼吸すると、酸素を多く取り込めます。たくさんの酸素が突然入ってくるので、体は驚いて、入ってきた酸素を排出しようとします。この働きによって、副交感神経が優位になるのです。

副交感神経が優位になると、交感神経の緊張が解消され、体はリラックス状態になります。すると、血管が広がって血行がよくなり、ゆっくりした脈拍になります。

試しに、深呼吸を何度かした後で脈を測ってみてください。深呼吸前に比べて、脈拍が遅くなっていることがわかるはずです。

さまざまな呼吸法もありますが、特別の方法を取る必要はありません。単純に、お腹いっぱいゆっくりと息を吸い込み、同じようにゆっくりと大きく息を吐き出しましょう。まずは、これで十分です。

この深呼吸をいつもくり返し、自然とできるようになることを目指してください。

◉体調がみるみるよくなる「爪もみ療法」

手軽に副交感神経を刺激する「爪もみ療法」もお勧めです。

もむ指は、両手の親指、人差し指、中指、小指です（薬指だけは除きます）。それらの**爪の生え際の両側に刺激を与える**のです。

爪の生え際の両側といっても、厳密ではなく、だいたいでいいのです。

爪の生え際をもむと、交感神経の緊張がほぐれて**顆粒球が減少し、副交感神経が優位になります**。そうなるとリンパ球が増えて、血液の循環もよくなるのです。

いつでもどこでも「免疫アップ」！

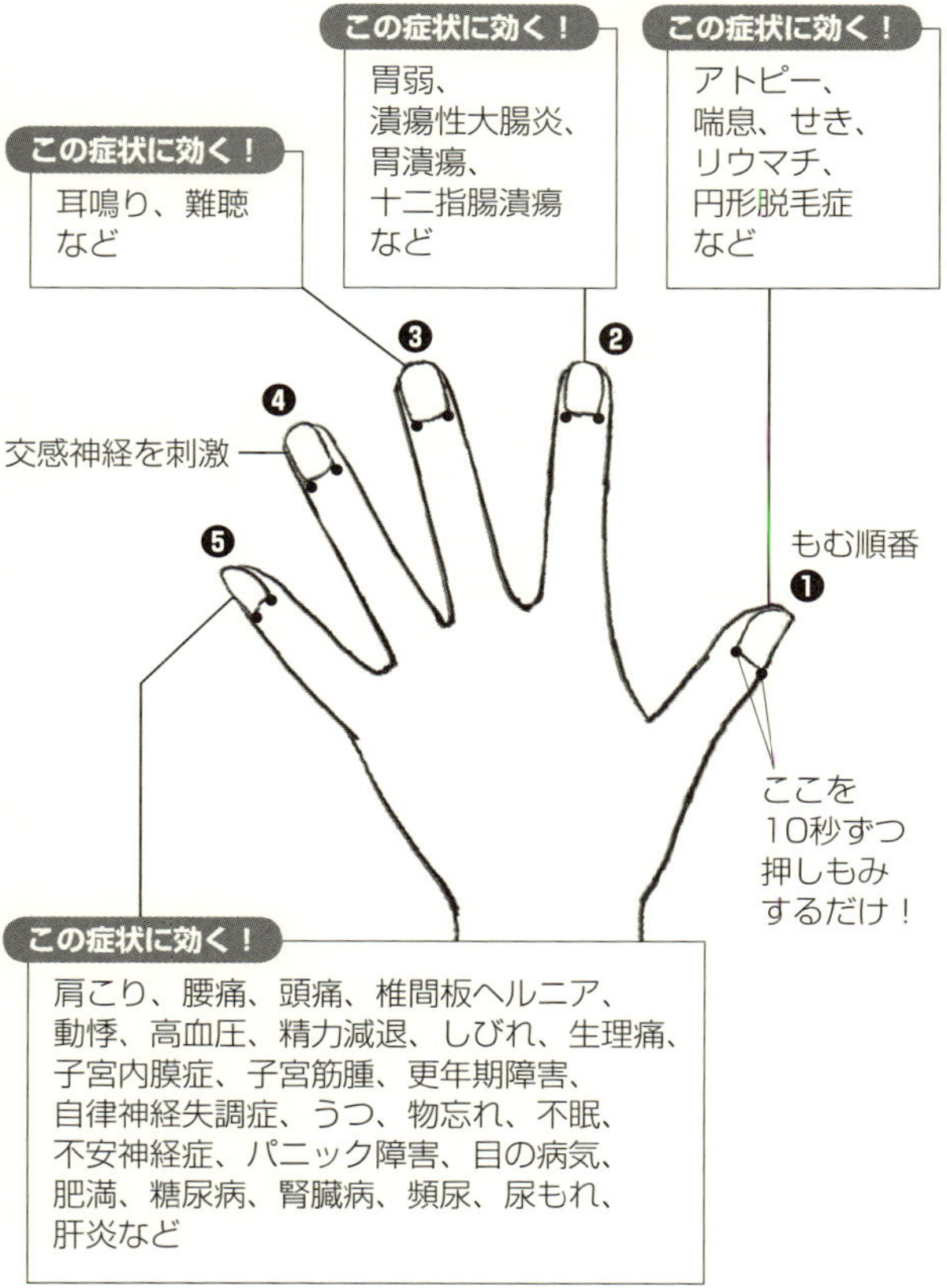
この症状に効く！
胃弱、
潰瘍性大腸炎、
胃潰瘍、
十二指腸潰瘍
など
この症状に効く！
アトピー、
喘息、せき、
リウマチ、
円形脱毛症
など
この症状に効く！
耳鳴り、難聴
など
❸
❷
❹
交感神経を刺激
❺
もむ順番
❶
ここを
10秒ずつ
押しもみ
するだけ！
この症状に効く！
肩こり、腰痛、頭痛、椎間板ヘルニア、
動悸、高血圧、精力減退、しびれ、生理痛、
子宮内膜症、子宮筋腫、更年期障害、
自律神経失調症、うつ、物忘れ、不眠、
不安神経症、パニック障害、目の病気、
肥満、糖尿病、腎臓病、頻尿、尿もれ、
肝炎など

ただし、薬指だけは、刺激を与えると交感神経の緊張を招きやすいので、除外したほうがいいでしょう。

もみ方は、片方の指の爪の生え際両側を、もう一方の親指と人差し指ではさみ、両側同時に**一〇秒ずつ押しもみします**。念入りにもむ指は、二〇秒が目安です。爪の生え際に痛みを感じるくらいの強さで、もんでください。これを、薬指を除く両手のすべての指で順番にやっていきます。

一日に二~三回、入浴中や寝る前など、時間を決めてやるとよいでしょう。毎日行なうことが大切です。

手の指先は、神経が密集しているだけでなく、内臓の働きと密接な関わりがあると言われています。親指は肺などの呼吸器、人差し指は胃腸などの消化器、小指は心臓などの循環器と関連があるようです。

ですから、たとえば肺ガンなら親指、胃ガンなら人差し指を、特に念入りにもむようにしましょう。中指は、交感神経の緊張を抑えるので、他の指といっしょにもんでください。

早ければ数日で、普通は一カ月ぐらいで、効果が現れてきます。**ガンだけでなく、病気予防や健康増進にも役立つ**ため、ぜひ試してみてください。

◉「笑えば笑うほど」免疫力が高まる！

笑いは究極のリラックス法です。**副交感神経を最高に優位にしてくれます**。

笑いすぎると、よく涙や鼻水が出てきます。これは、副交感神経が最大限の刺激を受けて、分泌されたからです。

笑いの反対に位置するのが、ストレスです。

ですから、病気を治したり予防したりするためには、副交感神経を優位にして、顆粒球の増加を抑え、活性酸素の大量発生を防ぐことです。そのためには、ストレスの逆、つまり笑いが大きな効果を発揮するのです。

落語でもお笑い番組でもなんでも結構です。ぜひ、生活の中で、笑いの機会を増やす工夫をしてみてください。

◉「朝、一杯のお茶」がガンを防ぐ

前述したように、私たちの体には、**いやなもの、苦痛なものから逃れるための体の機能**が備わっています。これを「嫌悪反射」と呼んでいます。

わかりやすい例をあげると、間違って腐敗した物を口にしてしまった場合には、瞬時に吐き出します。また、目の前に突然何かが現れれば、やはり瞬時に手で払いのけます。これが嫌悪反射で、体内でも同じことが行なわれているのです。

この嫌悪反射を司っているのが副交感神経です。これを意識的に取り入れているのが、中医学で行なわれている鍼治療や漢方薬治療です。

鍼を打ったとき、何とも言えない痛みが伴いますが、これは嫌悪反射の一つでもあるのです。この痛みによって体の細胞がびっくりし、副交感神経を高めてリンパ球を増やすのです。漢方薬の苦味もそうです。

世界的に飲まれているお茶も同様です。お茶には、すべてカフェインが含まれています。これは、明らかに嫌悪反射を取り入れた習慣です。

カフェインは、大脳を刺激して眠気を取り、疲労回復を促す成分です。摂りすぎるとカフェイン中毒になることもあるように、一種の刺激物です。

独特な苦味もあり、嫌悪反射を促して副交感神経を刺激する飲み物が、世界的に飲まれているという事実に、共通する人類の面白さを感じます。昔から、この習慣で自らをリラックスさせてきたのです。

また、緑茶には、ビタミンCやポリフェノールのカテキンなども含まれています。適量の**お茶を飲む習慣は、ガンの予防・治療にとっていくつもの効果がある**のです。

◉「ガン細胞は四二・五度で死滅する」という事実

ガンが自然に消えてしまう――。まだ、信じられない人もいるかもしれませんが、ここで一つのエピソードをご紹介したいと思います。

膵臓ガンで夫を亡くされた女性の話です。

「夫は、五〇代後半。一年前に膵臓ガンが見つかり、大変な手術をしました。その後、抗ガン剤を勧められましたが、怖いのでサプリメントを飲用していました。ずっと体調がよかったのですが、あるとき熱が出て、心配だったので病院に行きました。今度は拒否できないほど強く抗ガン剤を勧められ、断れずに治療を開始しました。すると、始めてから三カ月ほどで、亡くなってしまったのです」

最初の手術をした後は、順調に回復しているように見えたのに、抗がん剤治療を始めたとたん、亡くなってしまったのです。

ただ、それも無理はありません。体力が弱ってぎりぎりで生きている人に抗ガン剤を使えば、体はとても耐えきれないからです。

ここでお話ししたいのは、「発熱」についてです。

ガン細胞は、正常細胞に比べると熱に弱く、**四一度以上で消滅**し始め、**四二・五度を越えるとほとんどが死滅する**ことがわかっています。

発熱は、体がガンを治すための生体防御反応です。体が自ら「温熱療法」を実施しているようなものなのです。このとき、「発熱は弱っている体によけいダメージを与える」と思いがちですが、**「発熱こそガンが治るチャンス」**と考えを改めていただきたいと思います。

特に、ガンが転移するときに発熱します。転移は、ガンが原発巣に留まっていられなくなり、逃げ出している証拠です。

逃げ出したガン細胞は、原発巣よりずっと弱いものです。それを知らずに三大治療など攻撃的な、いわば免疫力を奪い取る治療をしてしまうと、ガンが反撃して強くなるわけです。

◉「ガンを自分で撃退した人」入門

今度は、食道ガンの男性のお話です。

「ガン検査の前日、不思議な体験をしました。これまで一度も経験したことのない便が出たのです。すると、胸のつかえが取れたようなすっきりした感覚が訪れました。何とも奇妙だったので、箸でつまみ上げてみました。それは、赤黒く、素麺みたいだったのです。そこで、私は『**体の外にガンが出た**』と直感したのです。検査の結果、やはりガンが消えていました」

箸でつまみ上げるなんて、誰もができることではないかもしれません。私は、「すごいなあ」と感心しました。

ただ、この男性が言うとおりなのです。その便は、ガン細胞が崩れたものだったのでしょう。

肺ガンの場合、咳や痰といっしょにガン細胞が飛び出ることがあります。膀胱ガンなら血尿。食道、胃、大腸などの消化管なら出血を伴った便として出ます。とかく出血すると驚き、何か悪い現象のように考えてしまうと思います。

しかし、**ガンが自然退縮するときは出血します**。ガン細胞が負けて崩れたのだと思ってください。検査をしてみたら、きっとガンが消えていることでしょう。

◉四〇歳から知っておくべき「ガン対処法」

四〇代をすぎると、ガンの罹患率がグンと高まります。それは、免疫力が落ち始める年代でもあり、ストレスが多くなる時期でもあるということでしょう。

長年に渡ったストレスによって、診断できるほどの大きさとなってガン細胞が現れる人もいます。社会的な仕事、そのための人間関係、あるいは家族関係など、単独で、あるいは重なり合って精神的ストレスが重圧となる年代です。

この年代でガンにかかった場合、生活環境を変えるとなると、大きな決断を迫られるものでしょう。場合によっては、会社を辞めることを選択せざるをえません。また、体力的にもそれほど衰えていない段階なので、病気で手術、抗ガン剤、放射線の三大治療を勧められる場合も多いことと思います。

私は、生活を見直してストレスを取り去ることが第一だと思っていますし、前述した**「ガンにならない体をつくる生活術」**を行なうことが先決だと思っています。

しかし、この年代ならば、早期のガンで原発巣にとどまっている場合、手術もやむを得ないとも考えます。

ガン細胞は、交感神経を刺激して顆粒球を増やす働きもあるので、最低限の手術ならばそれを避ける意味があります。ただし、リンパ節まで根こそぎ切除してしまう拡大手術となると、今度は手術によるリスクしか残らなくなるのです。

抗ガン剤や放射線は、行なわないほうがいいと思います。

老年期（七〇、八〇歳代）では、ガンにかかったとしても進行が遅いのが一般的です。病院でガンが発見されたら、まずは「経過観察」してほしいと医師に伝えてください。三カ月、半年……とガンの大きさを計ってみると、あまり差がないことがわかってくると思います。

ガン細胞がなぜ大きくなるかと言えば、細胞分裂をして再生するからですが、高齢になるにしたがって再生スピードが遅くなるのです。

同じく、ガン細胞もゆっくりとしか再生できません。

また、免疫には新しい免疫と古い免疫がありますが、高齢になると古い免疫が主体になってきます。

古い免疫というのは、リンパ球が多い状態です。リンパ球が多いということは、体内では異常物質が入っていないか、異常事態が発生していないか、と絶えず監視が続いているということです。そのため、ガン細胞が暴発してどんどん大きくなる、ということはありえないのです。

ですから、八〇歳代では三大療法を勧められても全く考える必要はないと思います。即座に断るべきです。

七〇歳代ならば、縮小手術ならば、場合によっては考えてみてもいいこともあるかもしれません。他の病気との関連などを考慮しながら、考えてみてください。

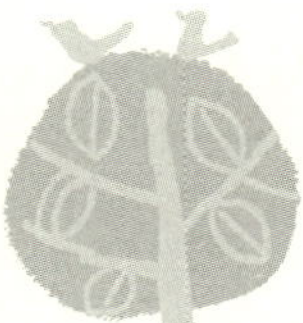

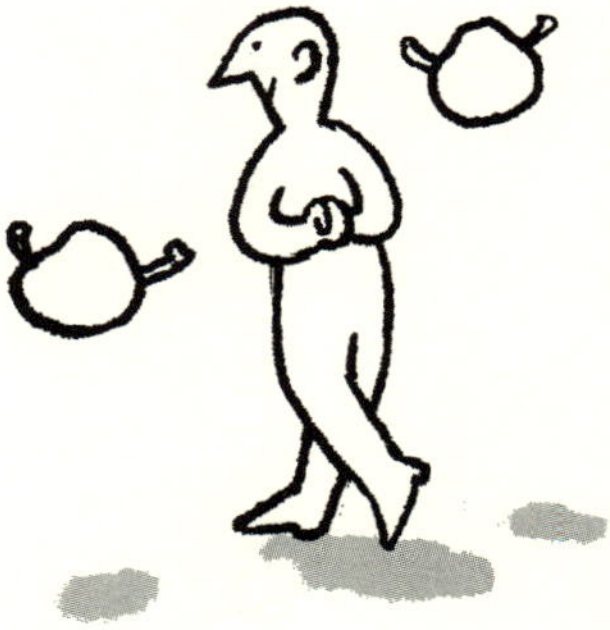

5章

一〇〇歳まで「健康な体で生きる」免疫生活

「健康寿命を延ばす」免疫力の習慣

◉「花粉に過剰反応してしまう人」の特徴

体調は、気圧に大きく左右されます。

大きくは一年間、小さくは一日の中でも気圧は変動しています。そして、その変動によって生じる免疫系の、一年間の変化を**「年内リズム」**、一日の変化を**「日内リズム」**と言っています。

昔から、「木の芽《こめ》どきには体調を崩しやすい」と言われていましたが、その理由について、科学的には解明されていませんでした。

そこで私は、気圧の変化からアプローチをしてみたのです。その結果、免疫系の日内リズム、年内リズムを見出したのです。

日本もそうですが、北半球ならばどこの地域でも、**冬季は気圧が高く、夏季は気圧が低い**という共通のパターンがあります。冬は気温が低く、空気が冷やされて重くなるため、高気圧になります。

逆に、夏は気温が上昇して空気が暖められるために軽くなり、低気圧になります。典型的な例が、夏季、南から発生する熱帯低気圧（台風）と、冬季のシベリア高気圧です。

ただし、気圧はその土地の高低差によっても影響を受けます。高地になるにしたがって空気は薄くなるため、気圧は低くなります。

また、日本上空の大気は西から東へと移動しているので、大陸の気圧の影響を受け、その地域の気圧が決定します。

気圧と血液の変化を調べたところ、一九九ページの表のような結果が出ました。

春と秋は、気圧が大きく変化する季節です。

春は、顆粒球優位からリンパ球優位（交感神経優位から副交感神経優位）の体調へと変化します。

秋は、逆にリンパ球優位から顆粒球優位（副交感神経優位から交感神経優位）の体調へと変化していることがわかりました。

こうした変化は健康な人にとっては体調に影響を及ぼすほどではありませんが、病気が内在している人にとっては悪化させる原因となります。

最も顕著な例は、慢性関節リウマチです。この病気の患者さんの関節には、顆粒球とリンパ球が九対一で混在しているのです。

春先にリンパ球が増えていくとどうなるでしょうか。関節でリンパ球が増えると発痛物質のプロスタグランジンの分泌が急増し、より強い痛みを引き起こすようになるのです。

花粉症も同じです。

春先は、花粉が飛ぶ時期でもありますが、体がリンパ球優位になります。そのため、**もともとリンパ球体質の人は、花粉に過剰反応してしまう**のです。それが、くしゃみや鼻水、そして、目のかゆみとなって現れるのです。

1年の「免疫リズム」で生きる

	気温	気圧	自律神経	免疫系
春	低 ↓ 高	高 ↓ 低	交感神経 ↓ 副交感神経	顆粒球 ↓ リンパ球
夏	高温	低気圧	副交感神経 優位	リンパ球 優位
秋	高 ↓ 低	低 ↓ 高	副交感神経 ↓ 交感神経	リンパ球 ↓ 顆粒球
冬	低温	高気圧	交感神経 優位	顆粒球 優位

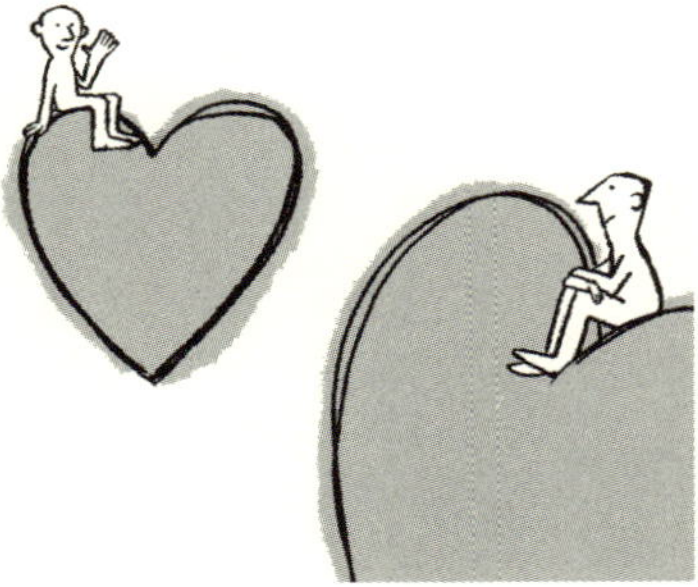

◉「太陽のリズム」を意識していますか

続いて日内リズムについてご説明します。

朝から日中の時間帯には、顆粒球が増え、交感神経が優位となります。夕方になると、今度はリンパ球が増え、副交感神経が優位になります。

私は、なるべくこのリズム、つまり、**太陽のリズムにしたがって毎日を送っています**。ちょっとご紹介してみましょう。

まず、日の出とともに、目を覚まします。夏はだいたい四時頃、冬は七時頃でしょうか。目が覚めるとすぐに起きて、散歩に出ます。一時間ほど、家の周りの自然を感じられる場所を歩き、戻ってから食事をします。清々しい朝の空気を吸い、花が咲いたり、紅葉が始まったりする季節の変化を感じるのは、本当に気持ちがよいものです。

学校（新潟大学大学院）に行き、九時から一二時頃までに集中して論文を書いたり読んだりします。**午前中は、顆粒球レベルが一日のうちで最高になります**。交感神経優位なので、執筆など、特に**神経を集中させる仕事は一番はかどる時間帯**です。

昼食を迎える頃には、顆粒球がだんだん下がり始めます。

昼食が済むと、今度は副交感神経優位の体調に変化し、リンパ球優位となります。ですから、午後からの仕事は、あまり集中力を必要としないものを持ってくるようにしています。

夕方から夜にかけて、どんどんリンパ球優位となっていき、ゆったりとリラックスした時間を過ごすための体調になります。

この時間帯は趣味を取り入れたり、友人や学生たちとの会食や、たまにはお酒を飲みに行ったりと、楽しく過ごすようにしています。

一年、また一日の中でもリズムがあることがおわかりいただけたでしょうか。交感神経（顆粒球）が優位な時間帯（季節）と副交感神経（リンパ球）が優位な時間帯（季節）の中で、私たちはバランスを取りながら健康を保っているわけです。

もちろん、意識的にしているのではありません。外界の変化になるべく影響されないよう「ホメオスタシス（恒常性）」という体内システムが働いているためです。健康ならば、このシステムが十分に働き、気温や気圧の変化に適応していけるわけです。病気にならない体をつくり、健康で長生きをするためにも、リズムの大切さを知っておくといいでしょう。

人間は本来、顆粒球優位からリンパ球優位へといった具合に、相反する二つの事物の間を、バランスを取りながら上手に生きていく術を持っているのでしょう。

たとえば、「健康を維持するためには、常にポジティブシンキング（前向きに考える）をするといい」などと言われていますが、私は疑問を抱きます。

人間は、そんなにいつも前向きでいられるものではありません。

晴れの日もあれば曇《くも》りの日もあるように、明るく前向きに考えられる日もあれば、落ち込んで悲観的にならざるを得ない日もあるのです。

日本という風土、そして**日本人には、「湿っぽい」という言葉が合っている**のかもしれません。じつは、この日本人のメンタリティと風土の関係も、免疫理論で説明できるのです。

「太陽エネルギー」を全身で吸収しよう！

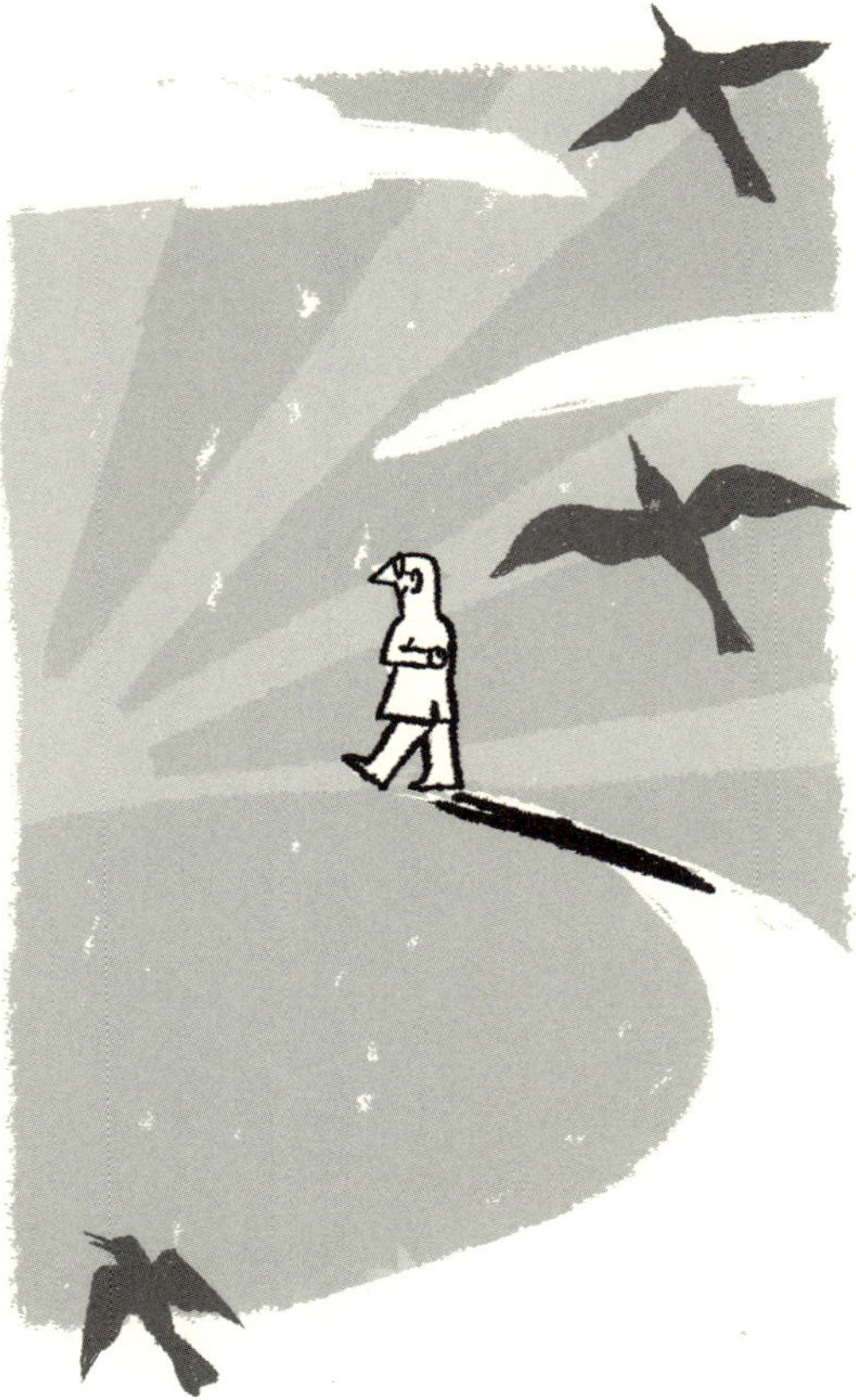

◉「音楽で心を洗う」習慣

日本は温帯気候に属しています。唯一、亜熱帯に属するのが沖縄です。

温帯気候の特徴は、四季がはっきりしていて降雨量が多いということ。そのため、相対湿度の平均は六五～七五％にもなります。世界の他の主要な都市は、だいたいが二〇～四〇％の範囲にあるので、大きな特徴と言えます。

特に雨の多い時期として梅雨があります。

しかし、梅雨時だけでなく、日本海側では、冬になるとほとんどお日様を見られないような天候です。雪や雨が多く、毎日どんよりと曇っています。

こうして年間を通して雨や雪が多いため、相対湿度が高くなるわけです。この**湿度の高さが、日本という風土に暮らす人々のメンタリティの基盤**となっています。

風土は、人間の生活、性格、病気を左右する大きな要因でもあるのです。雨が多く、湿度が高い風土で暮らしていれば、副交感神経優位の穏やかな性格になりやすいのです。リンパ球バランスも整っていて病気にも強く、その土地の自然環境（風土）だけで長生きの条件が備わっているようなものです。

もちろん、性格が形成されるのは風土だけが要因ではありませんので、あくまでも「平均的に見れば、こういった特徴がある」ということで話を進めます。

日本のような風土に暮らしている人々は、**湿っぽく、哀調を帯びた悲しいメロディーを好む感性**を持つようになります。短調の物悲しい曲に共鳴・共感し、そうした曲を聞いていると心が安定して落ち着いてくるのです。

思い出してみてください。「赤とんぼ」「花嫁人形」「赤い靴」……誰もが一度は子どもの頃に聴いた童謡は、どこか物悲しい曲調だと思いませんか？

こういう曲を聴くと、ぐっときて悲しくなるばかりではなく、気持ちが落ち着いてくるものです。気持ちが落ち着けば、元気も湧いてきます。元気を取り戻すには、**感性に合った曲を選ぶことが大切**なのです。

これは、長生きの秘訣とも言えます。中高年、老年になり、若い頃好きだったアップテンポの曲や海外の曲を聴いても感動しなくなった、と感じることがあるでしょう。**感性も、加齢による体の変化に影響を受ける**のです。

昔聴いた童謡や、また海外の曲でも落ち着いたフォークロア（民族音楽）などがしっくりとくるかもしれません。ぜひ、聴いていて気持ち良く感じる音楽を楽しんでください。

◉「体内の野生を感じてみる」

感性について、私は、最近つくづく思うのです。人間はもっともっと野生動物としての感性を大切にし、それを大いに使うべきだ、と。

野生動物の特徴は、**「迷わないこと」**です。たとえば、この子はほかの子と比べて成長が遅いだの、能力が低いだの、よけいな不安や心配を抱くことはありません。獲物を追いかけるときでも、無理をしません。疲れれば迷わず追いかけるのを止めてしまいます。

では、野生動物だったときと今とでは、一体何が違っているのでしょうか？　それは、ご存じのように脳、とりわけ大脳新皮質です。たとえば、ヒトと哺乳類の齧《げっ》歯類《しるい》とを比較すると、遺伝子の数も、海馬の相対量もそれほど変わらないのですが、大脳新皮質だけは二〇〇倍もの差があるのです。

ヒトをはじめとする霊長類が知的だと言われるのは、この大脳新皮質が発達したためです。

しかし、その代わりになくしたものもあります。前述した野生動物の最大の特徴「迷わないこと」です。

たくさん情報を集めて、知識を詰め込み、未来に役立てようとするほど、選択肢は膨大に増えていきます。だから、どれが一番いいのかと迷うわけです。

情報や知識があるために迷う。そのために苦しみや悲しみを抱えて悩むようになれば、それがストレスとなって健康を害することにもつながるわけです。

人類が大脳新皮質によって得たものは、膨大な知識で未来を予測し、怯《おび》える体験をした過去を忘れないこと――。人類が繁栄してこられたのも、こうした能力があったからこそです。

それなのに今、人間関係に悩んだり、過去に起きたことがトラウマとなって自分で病気をつくり出すような状況があります。

では、そこから脱却するには、どうしたらいいのでしょうか？　私は、もう一度、野生の感性を取り戻すことだと思うのです。

◉「おいしい空気を味わう」習慣

私は、人工的なものに囲まれていれば、人工的な思考しかできなくなるのは当たり前だと思っています。

コンクリートに囲まれ、コンピュータの画面に向き合う日常ならば、せめて毎日空を眺めてみることから始めましょう。

日光を浴び、夕焼けや星空を眺めてみるのです。

どうですか？　意外に、空も見ていなかったことに気づいた人もいるのではないでしょうか？

なにも、遠出をして大自然に触れるというような大掛かりなことではなく、自分の足元から、できることから始めることが大切なのです。

そして、**五感をフル活用すること**を心がけてください。

五感とは視、聴、嗅、味、触の感覚です。野生動物だったころ、私たちはきっとこれらの感覚を十分に使って獲物を見つけたり、危険を察したり、子どもに愛情を注いだりしていたことでしょう。

生活の中でなるべく自然を探し出し、海や川、山、花などを見たり、その音を聴いたり、香りを嗅いだり、触ってみたりと、意識的に行なってみてください。

五感を鍛えるには、自然だけが対象ではありません。どんな場合でも、それらの感覚を感受することに意識的になることです。

今すぐにでもできます。この本を読みながら、どんな音が聞こえていますか？　耳を澄ませば、どこかで犬や猫が鳴いているのが聞こえませんか？　花や新緑の香りが漂っていませんか？

こうした訓練をすることで、野生の感性を取り戻し、「迷うこと」から脱却できるのではないでしょうか。

迷うことから脱却できれば、つまらないことで悩んだり苦しんだりすることも少なくなります。結果的に、**ストレスを抱えて病気になるようなことも減っていく**のではないでしょうか。

長生きの秘訣の一つとして覚えておくといいでしょう。

◉「日の出の時間に起床する」

真面目な人が病気になったり、ガンにかかりやすくなったりするのは、一つのことにとらわれがちな傾向があるからです。

とらわれの精神に陥ってそこから抜け出せずに無理を重ねると、いくら健康のためとはいえ、ストレスを抱えることになります。

たとえば、何が何でも規則正しい毎日、何が何でも玄米菜食というのは間違っていると思います。

最近、睡眠時間もたっぷりとって、玄米菜食も実行しているのに発ガンしたという人の話を聞きました。

ただ、詳しく聞いてみると、かなり自分を追い詰める生活をしていたことがわかったのです。

たとえば、規則正しく生活することに意識が集中し、人からの誘いも断るような生活をしていたというのです。また、食べたいと思ったものも食べず、決まったものしか口にしなかったそうです。

心にゆとりがなくなり、結局はそれがストレスとなり、ガンになってしまったのでしょう。

規則正しい生活がいいからといって、全面的に信じて真似をするのは、主体性のない、自分の感性を使わない寂しい世界だと思います。

たとえば、早寝早起きを心がけていても、雨の日には早起きできない人もいるでしょう。それは当然です。

雨の日は低気圧で空気が薄くなっています。すると、副交感神経優位の体調となって、「起きたくないな」と感じるのが自然なのです。

私は、そういう感性が大切だと思います。

もちろん、仕事があるでしょうから、そのまま寝ているわけにはいきません。私が言いたいのは、その変化を察知することの大切さです。

時計のリズムではなく、もっと大きな、地球を大気圧が揺さぶるリズムに呼応して生きることとの大切さ、です。

私の起床時間が、前述したように夏と冬で異なるのもそのためです。時計の時刻ではなく、**日の出が起床時刻**なのです。

ほとんどの人の出勤時間は、朝七時から九時頃の間でしょう。ですから、リズムに合わせて四時に起きたり、六時に起きたりすることは不可能ではないのです。

昔の人は、「晴耕雨読」という言葉で表しました。野生の感性で、リズムを察知していたのでしょう。

◉「こだわらない」生き方が免疫力のコツ

本書では、玄米食をお勧めしましたが、それについても無理は禁物です。玄米の欠点もあるからです。

玄米は消化されにくいので、胃腸が弱い人や働き盛りの人は、白米のようにはたくさん食べられません。三分づき、五分づき米にするとか、発芽玄米にするとか、自分に合った玄米食を取り入れてみてください。

「何が何でも玄米に」ととらわれていると、やはり体を壊す原因となります。

本来なら、**自分の好きなものを食べるのがベスト**です。自分の感性に聞いてみれば、わかるようになっているのです。しかし、その感性が狂っていると、甘いお菓子だけを食べたがったり、肉だけを食べたがったりしてしまいます。

自分の感性が鋭いと思う人ならば、やはり好きなものや食べたいものを食べるのが一番いいと思います。

簡単な見分け方があります。

たとえば、キュウリやトマトなど、今では一年中食べられますが、本来なら夏が旬です。夏の暑い盛りに食べると、体を冷やす効果があります。

「そう言えば、冬にはあまりキュウリやトマトを食べたいとは思わず、夏になると食べたくなる」と感じられる人ならば、自分の感性を信じて大丈夫でしょう。

大切なのは、食べ物というのは、一人ひとりに子ども時代からの積み重ねられた歴史があり、**みんなが同じものを食べていれば健康を保てるというものではない**ということです。

私は青森県で生まれたので、鰹《かつお》を食べたことがありませんでした。初めて見たときは、とても不思議でした。ですから、たとえ鰹は健康にいいと言われていたとしても、私にとっては無縁の魚です。

人間が野生の感性を取り戻したら、**自分に足りない栄養素が何なのかを察知する能力を発揮できる**のです。このことはマウスの実験では実証されています。

五匹のマウスに亜鉛欠乏の食事を与えます。すると、五匹とも敗血症《はいけつしょう》になります。

そこで、今度は亜鉛が入った食事と入らない食事を置いて、どちらを選ぶかを実験したのです。

結果は、五匹全部が亜鉛入りの食事を選びました。これが、野生の感性です。人間にも、本来はこうした能力が備わっているはずなのです。

玄米が「おいしい」と感じられる人ならば、これほど体にいいことはありません。私も毎日食べていて、玄米のおかげだと思える体の変化をたくさん経験しました。体重も減ってベストな体調を維持しています。

しかし、だからと言って誰にでも向いているわけではありませんので、とらわれずに、上手に工夫していただきたいと思うのです。

◉体に必要なものは「体が教えてくれる」

五感を鍛えて野生の感性を取り戻せば、必要な栄養素は体が教えてくれます。すると、大豆がいいとか、魚がいいとかいった情報に振り回されることなく、自分自身を信じて主体的な生活をすることができるわけです。

ここでは、特に誤解されていると思われる二点について取り上げておきましょう。

数年前から、水のブームが続いています。アルカリイオン水、ヨーロッパからのミネラル水など、たくさんの種類がそろっています。

また、それらの水を大量に飲む健康法が紹介されることも多いようです。水の大量摂取によって体の老廃物が排出され、健康を保てるというものです。

モデルたちも行なっているということが話題となったため、実行している人も多いかもしれません。二～六リットルも飲む人もいるそうです。

しかし、**水の飲みすぎは危険**です。なぜなら、胃酸が薄まってしまうからです。

胃酸は強烈な酸で、食べたものを三〇分～一時間で消化してしまいます。コレラ菌も殺菌してしまうほどの力があるのです。

なぜ、胃がそんなに強酸になったかと言えば、食中毒を起こさないようにするためです。

また、ヘリコバクターピロリ菌のような悪玉菌が棲みつかないようにするための体の防御システムだったのです。消化酵素も酸によって働くので、あまり水で薄めてしまうと消化運動も鈍ってしまいます。

こうした体本来のシステムを壊すような水の大量摂取は、健康や長生きにとっていいわけはありません。

食事中は、味噌汁一杯かお茶一杯にとどめるべきでしょう。あとは、飲みたいときに一口ずつ飲んでいけばいいと思います。

野生の感性が鋭い人ならば、一日にそんなに大量の水を飲めないはずです。体が欲している以上の量を、無理して飲まないようにしてください。

塩分の控えすぎについても注意が必要です。

昔の人は重労働が多かったので、塩分をたくさん摂らないと働けませんでした。塩分を構成する主要成分の**ナトリウムは、体を興奮に導く栄養素**です。そのことを経験的に知っていたのでしょう。漬物も味噌汁も、とてもしょっぱい味つけだったのです。

ところが、重労働が必要でない生活となった後も、しょっぱい味つけだけが取り残された時期がありました。

それが胃ガンの原因と考えられ、長野県などは県を上げて減塩対策に取り組んだほどです。その成果が出て、胃ガンの発症も減少傾向にあります。

しかし、あまりにも塩分制限することに、やはり危険を感じています。**塩分不足は、無気力を招く**からです。

気力がなくなると、早く年を取ってしまいます。いろいろなものに対する好奇心もなくなり、出歩くことさえ億劫になっていくのです。

私は、一日七グラムの塩分が必要、などといった栄養基準ではなく、体の要求に素直に従えばいいと思っています。

食べたいときに食べたい量だけ食べればいいのです。と言っても、そんなに大量に食べられるわけではありません。

ふだんから無理して薄味にするのではなく、おいしいと思える塩分濃度の食事をすればいいのです。

今より一〇歳若返る「免疫健康法」

◉四〇代から始める「ストレスとの上手な付き合い方」

では最後に、「いつまでも若々しく元気で生きるための生活術」を具体的にご紹介しましょう。

すべて基本にあるのは、「ストレスと上手につき合う」「低体温にならないようにする」、ということです。そのためのさまざまなアプローチを考えてみました。

また、４章でご紹介した、「ガンにならない体をつくる生活術」も参考にしていただきたいと思います。

これらは、ガンだけでなく、**あらゆる病気を予防し、健康で長生きするための具体的な方法**でもあります。ご自分の生活に合わせて取り入れてみてください。

まず、私自身のストレス経験についてお話ししておきましょう。

私が本を出したり講演で話したりすることに対して、よくお手紙や電話をいただきます。最初の頃は、私の免疫理論もまだよく理解されておらず、いろいろなご意見をいただきました。その中には、苦情も含まれていたのです。

私は、家族や親しい友人にも相談できず、ひとりで苦悩していました。

その頃は、学生たちに対しても厳しく接し、とても怒りっぽかったと思います。今考えれば、そうすることで学生たちにもストレスを与えていたことになります。

ある日、自分で血圧を計ってみて、たいへん驚きました。ものすごく上昇していたのです。二〇〇㎜Hg近くあったのではないでしょうか。顆粒球増多の説を実感し、それからは生活や性格を変えるよう努力しました。

幸いにも、今では多くの方が私の免疫理論を理解してくださるようになりました。それにつれ、精神的な落ち着きを取り戻すことができたのです。

最近では、けっして学生たちを怒らなくなりました。学生たちも、私のことを穏やかな人間だと感じているようです。

面白いもので、ストレスが緩和されるにつれ、体型まで変わりました。ストレスを抱えている頃から比べると、一〇キロも体重が減ったのです。

肥満はストレスが原因であることも、自分自身で証明してしまいました（ただ、この減量は、玄米菜食にした食生活が最大の功績だと思います）。

◉「脳の血流を増やす」法

前述したように、虫歯や歯周病など歯にまつわる病気は全身病です。局所的な治療と同時に、何が虫歯や歯周病を引き起こすストレスとなっているのかを突き止め、取り除くことが第一です。

そのことに気づかず、相変わらず局所的な治療だけを続けていると、一本、また一本と、高齢になるにしたがって歯を失うことが多くなってきます。

しかし、歯を失うことは、単においしいものが食べられなくなる、といったことだけではなく、もっと重要な意味があるということを覚えておいてください。

「脳の血流の五〇%近くは、噛む動作によってもたらされる」

つまり、噛む動作によって脳に血流が送り込まれ、新しい酸素や栄養が行き渡るわけです。

もし、脳に血流がいかないと、どうなるでしょうか?

まず、循環が悪くなり、老廃物が溜まっていきます。そして、脳梗塞やアルツハイマーなどボケ症状(認知症)を招いてしまうのです。

こうした病気にならないためにも、よく噛むことです。

なるべく形のある野菜や噛みごたえのあるものが食卓に並ぶようにするといいでしょう。噛まざるを得ない状況にするのです。よく噛まないと消化不良を起こしてしまう玄米は、その意味でも優れています。

噛むことは、ほかにも体によい影響を与えます。唾液腺から消化酵素のプチアリンとアミラーゼが分泌され、胃や腸など消化管の働きを活発にします。

内臓が活発に働くことによって体内の血流もよくなり、体温も上昇します。**噛むことが低体温からの脱却にもつながる**のです。さらに、健康を促すと言われている唾液腺ホルモンのパロチンも分泌されます。

運悪く歯が少なくなってきたら、食べ物を咀嚼《そしゃく》できるようにきちんと合う入れ歯を入れることです。そして、毎日噛み続けてください。噛めば噛むほど脳に血流が行き、病気を予防できますし、食事もおいしく食べられるのです。

歯がないままにしておくと、だんだん顔の風貌が変わってきます。口がすぼまってきたり、顎の発達が抑制されて小さくなってくるからです。

病気にならない体を目指すならば、歯を大切にすることです。

◉脳が活性化する「顔クシャ体操」

顔についているものは、すべて脳につながっています。そこで、脳を活性化するうえで、お勧めなのが、「顔の体操」です。参考までに私のやり方をご紹介しておきます。私は、朝起きてから、だいたい一〇分ぐらいかけて行なうようにしています。自分なりの方法を工夫してみてください。

●舌出し体操

思いきり舌を出し、普段使っていない筋肉を刺激します。

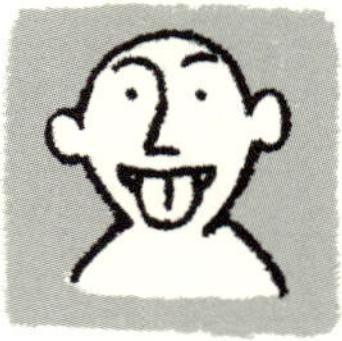

●耳引っ張り体操

右耳を右手で、左耳を左手で持ち、同時に引っ張ります。下から上に持つ場所を変えていくと、耳全体が刺激され、血流がよくなります。

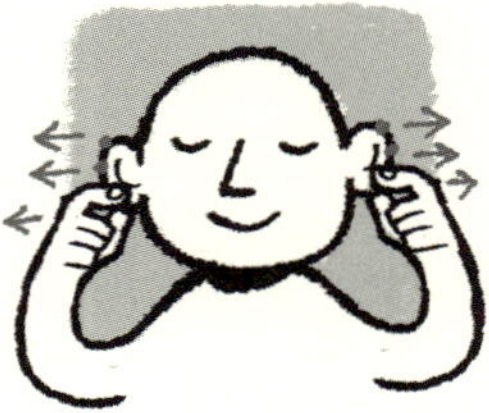

●目回し体操

まっすぐ前を向き、顔を動かさずに上、下、右、左の順に目を動かします。
今度は上から順に時計回りに目を回していきます。次に、逆も回します。

この6つの体操で「頭がスッキリする」！

●顔クシャ体操
顔を思いきり縮め、次に思いきり上下に伸ばします。

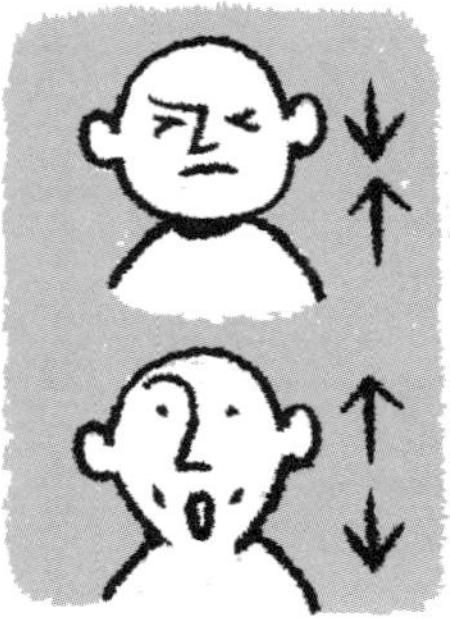

●ひょっとこ体操
口をすぼめて右左と移動させます。

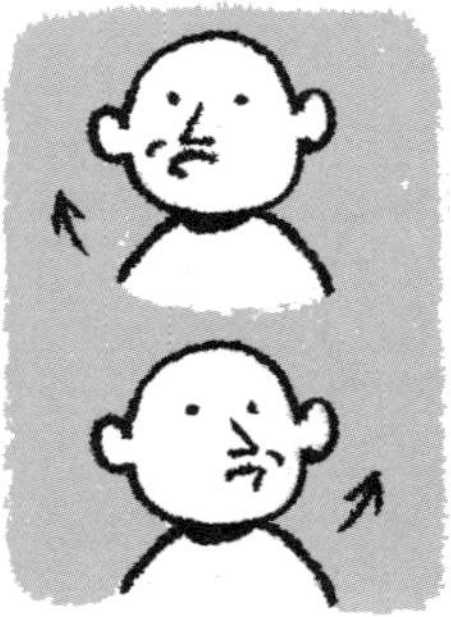

●大口体操
「あ、い、う、え、お」と、大きく口を開くと、顔全体の筋肉を刺激できます。

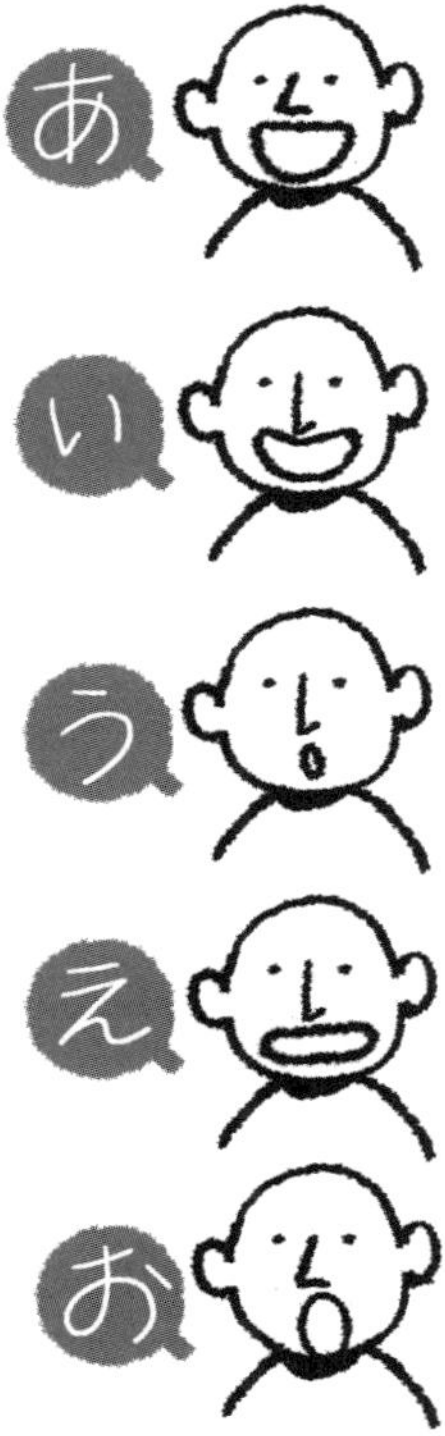

◉全身の血流がよくなる「ユラユラ体操」

顔の体操が終わったら、今度は全身の体操です。やはり朝起きたときに、三〇分ほどかけて行ないます。

適度に、「体を動かす習慣」がある人は、免疫力も高く、病気になりにくいです。とはいえ、ウォーキングやランニングなどは面倒という人もいるかもしれません。そんな人でも、これから紹介する体操なら簡単に続けられるでしょう。

まず、私は「ラジオ体操」を行なっています。地域によっては毎朝、みんなが集まって公園で行なうところもあるようですので、参加するのもいいかもしれません。やってみると簡単な運動ですが、うっすら汗ばんできます。効率よくいろいろな筋肉を鍛えられるようになっていることがわかります。

全身の血の巡りが良くなり、体をスッキリ目覚めさせることができると思います。一日のウォーミングアップに最適です。

次に、「ユラユラ体操」という体操も効果的です。

免疫力は姿勢で決まる――。

最近、私はそう思っています。病気になったり、体調が悪かったりする人は、たいてい姿勢が崩れていると言ってもいいのです。

姿勢が整うと、体のバランスも整い、血流が良くなりますから健康になります。

姿勢のいい人は、骨格がきちんとしていて、筋肉が発達しています。

筋肉がある人は、より多くのエネルギーを生み出します。当然、血行がよくなるため、発熱が起き、体温も上昇します。自然に顔が引き締まってくるため、若々しく見えるのです。

また、姿勢を正す筋肉と噛む力は、いつも並行して働いています。噛む力がきちっとしていると、正しい姿勢も保てます。

姿勢は、心の様子も表します。どんなに筋力がある人でも、いったん悩みごとを抱えると、ガタッと崩れてしまいます。「肩を落とす」という言葉がありますが、本当にそうです。**「体の姿勢は心の姿勢」**です。

逆に、姿勢を正しくしていれば、少しぐらいの悩みごとならばはねかえす力にもなります。意識的に、姿勢をよくすることを心がけてみてください。

それでは、ユラユラ体操のやり方を説明しましょう。

正しい姿勢を保つために必要な、背骨、首、腰の筋肉を鍛えることができます。

まず、首を左右前後に揺すります。

次に、腰を左右前後に揺すります。

最後に、正しい姿勢で立ちます。このとき、意識的に仙骨を前に出し、首を引くようにします。筋肉を締めて、しばらくそのままの姿勢を保ちます。

たったこれだけです。簡単ですから、さっそく試してみてください。

ちなみに、仙骨というのは、骨盤にあります。背中をまっすぐに保ち、上半身の重さを支える腰椎の下にある、くさび形の骨が仙骨です。だいたいの位置がわかったら、仙骨を突き出すようにすると、自然と首が引っ込みます。

「姿勢がよくなる」と免疫力も上がる！

●ユラユラ体操

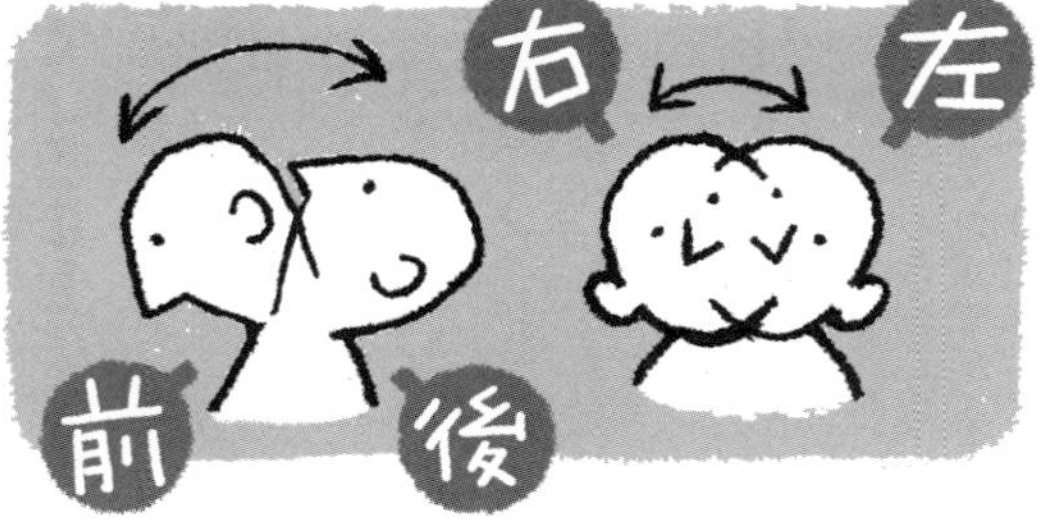

①まず、首を左右前後に揺する。

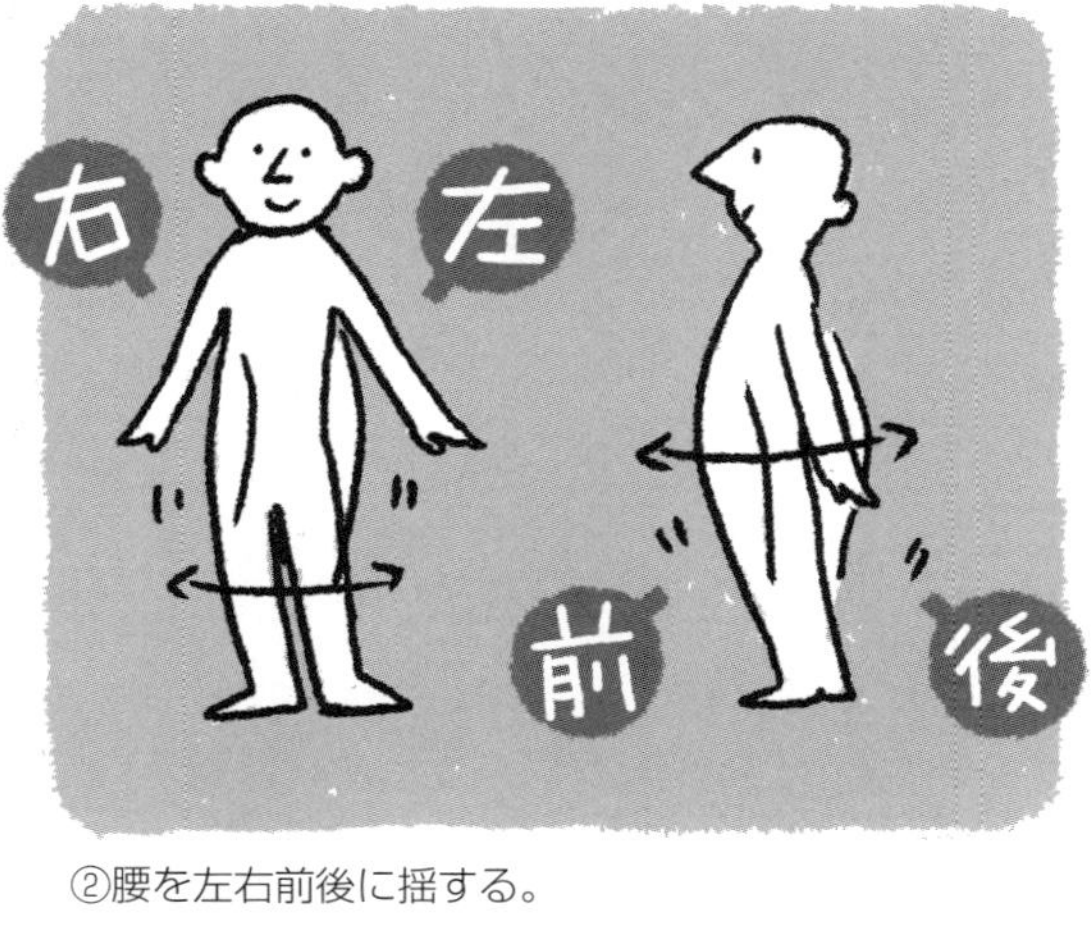

②腰を左右前後に揺する。

◉生きていることに「ありがとう」

よく電話をくれる独り暮らしのおばあさんがいます。

七〇代の方だと思いますが、離れて暮らす身内の人がときどき訪ねてきて、暴力をふるうのだそうです。そのため、おばあさんは病気を持っているうえに過呼吸症候群にまでかかってしまったのです。とても残念な話です。

彼女は涙声で、「思い出すだけで息苦しくなります」と言います。

私は、どう言えばおばあさんを慰められるか迷いましたが、こう言いました。

「とにかく、あなたが生きていることが素晴らしいことなのです。だから、一日に五回ぐらい『ありがとう』って言ってみてください。生きていることに対してありがとうって」

自律神経失調というのは、時を選びません。思い出して不安になれば、すぐに反応するのです。そうした**つらいことから脱却するためには、「生きていること」に**

感謝する以外にないのです。

おばあさんは、素直に私の言ったことを聞いてくれたようです。「ありがとう」「ありがとう」と何度もつぶやいたのだそうです。すると、少しずつ落ち着いてきたというので、私も少し安心しています。

このおばあさん同様、つらい目に遭っている人は少なくないことと思います。究極の状況で、人間が個人の力でできることは感謝と祈りです。だからこそ、この世から宗教がなくならないのでしょう。

ある宗教団体の講演に行ったことがあります。そこには、病院に行っても病気が治らないから来ている、という人がほとんどでした。つまり、ステロイドや降圧剤で薬漬けにしてしまう現代医療の責任が大きいのです。

「弱いからそんなところに行くのだ」などと、誰も笑ったり責めたりできません。

しかし、宗教にすがる前に、本当につらいときがあったら、「ありがとう」とつぶやいてみてください。**「ありがとう」は、気持ちを落ち着かせ、自律神経を正常に戻す魔法の言葉**です。

◉「年を取るたびに健康になる」生き方

あるとき、私の本をたくさん読んでいるという女性から相談を受けました。その女性は乳ガンで、私の理論に共感し、理解してくださったそうです。そのため、医師から勧められる三大療法を受けたくないと思っていました。

しかし、夫が「そんないい加減なことでいいのか」と大反対して困っていたのです。ご主人は、真面目な性格で、医師の言うことは正しいと思っているため、それを断るなど言語道断だというわけです。

さらに聞いていくと、お父さんも、お母さんも、家族中が彼女に対して異を唱えていることがわかってきました。なんと、彼女は家の中で四面楚歌、孤立していたのです。

彼女のストレスを考えると、やるせなくなります。それでなくても、ストレスが原因でガンになってしまったのに……。

こんなとき、どうしたらいいのでしょうか？

私は、やはり自分の思いや意志を最後まで貫き通す以外にないと思います。夫や家族には私の本を読んでもらったり、あるいは直接、自分自身の言葉で理解していることを説明し、「だから私はこれを選択する」という強い姿勢を貫くことです。そして、イライラせず、怒りっぽくならず、明るく前向きに生きる姿を見せる――。そうすれば、徐々にでも、理解する気持ちが生まれてくるのではないでしょうか。結局、この女性の家族のように、世の中の大勢に流されるほうが楽な生き方なのです。誰かにお任せの世界から一歩、別の道を選択しようとすると、すごいエネルギーが必要となってきます。

医師に抵抗したり、家族を説得したり……と、私たちは、すごいしがらみの中で生きているのです。

ですから、私の免疫理論は、単に病気に対する考え方だけではなく、この社会で主体的に生きるとはどういうことか、言うなれば「私が**私の生を全うする**とはどういうことか」というような哲学的な問題も含まれているのではないか。最近、私はそう考えるようになりました。

また、「老化」に対してもそうです。「老化」や「年を取るということ」を否定的にとらえている大多数の考え方に対して、私はこの本では**「年を取るのは素晴らしいこと」**と、お話しをしてきたわけです。

こうしたことも含めて、ぜひ、ふだんから家族で話し合われるといいと思います。

◉「死について考える」から体が若返る！

病気にならない体をつくるヒントも最後の項目になりました。最後に二つ、お話ししておきたいと思います。

一つめは、進化で得たものは使う、ということです。

人間は生きるために何を獲得してきたか、本書では随時、それぞれの箇所で説明してきました。生物としての誕生と免疫の獲得、新しい免疫から古い免疫へのスイッチシステム、筋肉の獲得、野生の感性の獲得、大脳新皮質の獲得……といったことです。

健康で長生きをするためには、こうして獲得してきたことに逆らわないことも大切です。逆らわないというより、もっと積極的に、**進化で得たものは十分に使ってあげないとダメ**だということです。

たとえば、無理して若返りをするために努力するのではなく、免疫リズムに合わせた生活をしたり笑って暮らしたりと、免疫力を十分に使うための努力をする、ということです。

また、自分に残る野生の感性を信じる、ということもあります。「晴耕雨読」は、野生動物でもある私たちに備わっている能力だということを思い出してください。雨の日に活動的になろうとしても、それは無理なのです。

二つめは、**「死の準備」**についてです。

「死の準備」というのは、死について、あるいは自分が死んだ後に遺される家族についてふだんから考えておく、ということです。これは、とても大切なことではないかと思うのです。死を敗北とか負けとか考えず、必要以上に恐れないことです。

人間、誰もが死ぬのです。毎日、死に向かって生きているわけです。外国にも「メメントモリ（死を考えよ）」という言葉があります。

死を考えることは、命の尊さに気づき、人間を謙虚にさせます。だからこそ、今**生きていることの喜びを再認識することができる**のです。

たとえば、自分がガンであることがわかったとき、死の準備をしていれば、主体的な判断ができます。医者から言われる手術、放射線、化学療法が、決して自分の生命を長らえさせるものではないと判断したとき、現代医療と訣別する勇気も湧いてくるのです。

八〇代のおばあさんから、電話相談を受けたときのことです。肺ガンが見つかって、医者から手術、抗ガン剤、放射線治療を勧められているというのです。

ふだんの生活を聞いたら、ピンピンしていて、畑仕事までしているそうです。それなのに、「どうすればいいか」と相談され、私は「死の準備」の大切さに思い至りました。

実際、お年寄りのガンの進行は遅いので、何もしないで今の生活を続けていれば三年でも五年でも生きられる可能性が大きいのです。

病気はいくら努力しても治らない場合もあります。病気でなくても、いつかは誰もが死ぬのです。死ぬときが来たら、いかに潔いかということが、その人の尊厳、**人間としての尊厳を守る**ことだと思います。

これまで、死は否定的に考えられてきました。特に、今の日本ではそうです。しかし、昔はそうではありませんでした。

私が生まれた青森では、縄文思想が生きています。三内丸山遺跡など、多くの縄文遺跡が発掘されている地なのです。そのため、当時の生活や考え方が少しずつわかってきました。

特に、死については独特な考え方を持っていました。「人は、**死んであの世へ行き、そこで初めて完成される**」と考えられていたようなのです。そのことは、板状土偶が物語っています。

板状土偶というのは、平面的な人形の形をした土偶で、墓に埋葬されるときに手や足を砕いてわざと壊されます。それを埋葬品として墓に入れることで、遺された人々は、死にゆく人のあの世での完成、成就といったものを願い、弔うのです。

死の意味や「死の準備」について考えることは、もう一度、かつては豊かだった死の文化を取り戻すことでもあります。それは、人間の尊厳を取り戻すことでもあるのです。

健康で長生きをするためには、やはりここから始まる気がします。


本書は、現代書林から刊行された『長生き免疫学』を、文庫収録にあたり再編集のうえ、改題したものです。

安保　徹（あぼ・とおる）
一九四七年、青森県生まれ。免疫学の世界的権威。新潟大学名誉教授。一九七二年、東北大学医学部卒。米アラバマ大学留学中の一九八〇年、「ヒトＮＫ細胞抗原ＣＤ57に対するモノクローナル抗体」を作製。一九八九年、胸腺外分化Ｔ細胞を発見。一九九六年、白血球の自律神経支配のメカニズムを解明する。
著書に、ベストセラーになった『疲れない体をつくる免疫力』（三笠書房《知的生きかた文庫》）のほか、『免疫革命』（講談社インターナショナル）、『医療が病いをつくる』（岩波書店）、『病気は自分で治す』（新潮社）など多数がある。

知的生きかた文庫

病気《びょうき》にならない体《からだ》をつくる免疫力《めんえきりょく》

著　者　安保《あぼ》　徹《とおる》
発行者　押鐘太陽
発行所　株式会社三笠書房
〒一〇二-〇〇七二　東京都千代田区飯田橋三-三-一
電話〇三-五二二六-五七三四〈営業部〉
　　〇三-五二二六-五七三一〈編集部〉
http://www.mikasashobo.co.jp
印刷　誠宏印刷
製本　若林製本工場

ISBN978-4-8379-7930-2 C0177

知的生きかた文庫

疲れない体をつくる免疫力　安保　徹

免疫学の世界的権威・安保徹先生が、「疲れない体」をつくる生活習慣をわかりやすく解説。ちょっとした工夫で、免疫力が高まり、「病気にならない体」が手に入る！

40代からの「太らない体」のつくり方　満尾　正

「ポッコリお腹」の解消には激しい運動も厳しい食事制限も不要です！　若返りホルモン「DHEA」の分泌が盛んになれば誰でも「脂肪が燃えやすい体」に。その方法を一挙公開！

1日1回 体を「温める」ともっと健康になる！　石原結實

体温が1度下がると、免疫力は30％落ちる！　この1日1回の「効果的な体の温め方」で、内臓も元気に、気になる症状や病気も治って、もっと健康になれる！

なぜ「粗食」が体にいいのか　帯津良一　幕内秀夫

なぜサラダは体に悪い？——野菜でなくドレッシングを食べているからです。おいしい＋簡単な「粗食」が、あなたを確実に健康にします！

もの忘れを90％防ぐ法　米山公啓

「どうも思い出せない」……そんなときに本書が効きます。もの忘れのカラクリから、生活習慣による防止法まで。簡単にできる「頭」の長寿法！

C50138